本书为国家自然科学基金项目（项目批准号：71563031、72264001）、鄂尔多斯市科技计划项目（项目批准号：2021YY 社 38-47）、内蒙古社会科学基金项目与后期资助项目（项目批准号：19B33 与 21HQ06）、内蒙古自然科学基金项目（项目批准号：2018MS08136）、内蒙古自治区高等学校"青年科技英才"项目（NJYT-20-A19）的阶段性研究成果。

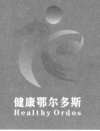

健康鄂尔多斯
Healthy Ordos

健康城市蓝皮书
BLUE BOOK OF HEALTHY CITY

鄂尔多斯健康城市
发展报告

李大旭　王永志　刘海英 ○ 主编

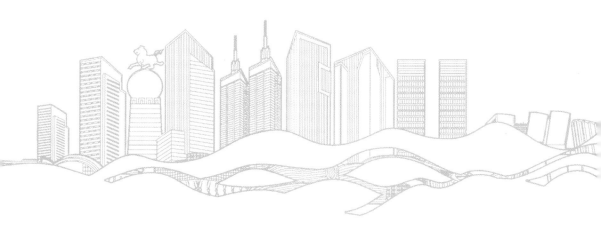

EERDUOSI JIANKANG CHENGSHI FAZHAN BAOGAO

中国社会科学出版社

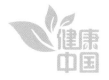

健康
中国

图书在版编目（CIP）数据

鄂尔多斯健康城市发展报告 / 李大旭，王永志，刘海英主编. —北京：中国社会科学出版社，2023.4
ISBN 978 - 7 - 5227 - 1402 - 8

Ⅰ.①鄂…　Ⅱ.①李…②王…③刘…　Ⅲ.①城市卫生—研究报告—鄂尔多斯市　Ⅳ.①R126

中国国家版本馆 CIP 数据核字（2023）第 023402 号

出 版 人	赵剑英
责任编辑	马　明
责任校对	王佳萌
责任印制	王　超

出　　版	中国社会科学出版社
社　　址	北京鼓楼西大街甲 158 号
邮　　编	100720
网　　址	http://www.csspw.cn
发 行 部	010 - 84083685
门 市 部	010 - 84029450
经　　销	新华书店及其他书店

印刷装订	北京君升印刷有限公司
版　　次	2023 年 4 月第 1 版
印　　次	2023 年 4 月第 1 次印刷

开　　本	710×1000　1/16
印　　张	16.25
字　　数	242 千字
定　　价	119.00 元

编辑委员会

序 一

很荣幸为本书作序。

"健康城市"是一个由健康人群、健康环境和健康社会组成并协调发展的整体性概念。1994 年世界卫生组织给健康城市提出了具体的定义："健康城市应该是一个不断开发、发展自然和社会环境，并不断扩大社会资源，使人们在享受生命和充分发挥潜能方面能够互相支持的城市。"健康城市应具有清洁美丽、居住安全的城市环境，稳定的、可持续发展的生态系统，能为所有城市居民提供食物、饮用水、住房等生活必需品等特征。

健康城市运动开始于 20 世纪 80 年代后期的西太平洋地区，随后逐渐发展扩大成为影响全球的国际性运动。健康城市建设行动是世界卫生组织（WHO）面对 21 世纪城市化问题给人类健康带来的挑战而倡导的一项全球性健康促进战略行动。2015 年联合国峰会正式通过的 17 个可持续发展目标（SDGs），大多不同程度地与人类健康福祉有关。在对健康影响因素的逐步了解当中，体会到了城市发展对健康环境的必然要求。2016 年 8 月，中国召开了 21 世纪以来首次全国卫生与健康大会，习近平总书记发表了重要讲话，提出了新时期卫生与健康工作方针，强调"将健康融入所有政策"，发出了建设"健康中国"的伟大号召。2016 年 10 月，中共中央、国务院印发的《"健康中国 2030"规划纲要》确定了推进健康中国建设的宏伟蓝图和行动纲领，提出："把健康城市和健康村镇建设作为推进健康中国建设的重要抓手，保障与健康相关的公共设施用地需求，完善相关公共设施体系、布局和标准，把健康融入城乡规划、建设、治理的全过程，促进城市与人民健康协调发展。"按照国家卫生计生委和全国爱卫办的要求，从 2017 年开启了"五大健康"（健康环境、健康社会、健康服务、健康文化和健康人群）建设项目，努力打造富有特色、被群众认可、美丽宜居的城市。中共中央、国务院高度重视人民健康，党的十九大做出实施健康中国战略的重大决策部署，明确了健康中国建设的重点任务。建设健康城市，正是推进健康中国行动、实现健康中国战略目标的有力抓手。当前，我国的健康城市建设正在以前所未有的速度和广度，在全国各地、各主要城市蓬勃兴起，呈现出欣欣向荣、蒸蒸日上的可喜局面，健康城市建设进入发展最快、成效最显著的时期。

鄂尔多斯市位于黄河"几字弯"腹地，三面黄河环抱，是国家黄河流域生态保护和高质量发展战略重要节点城市。近年来，特别是党的十八大以来，鄂尔多斯市深入贯彻落实习近平总书记关于健康中国重要论述和开展新时代爱国卫生运动重要指示精神，坚持人民至上、生命至上，把人民健康放在优先发展的战略地位，紧紧围绕"为人民群众提供全方位全周期健康服务"发展目标，持续丰富和发展爱国卫生运动新的时代内涵，系统推进健康鄂尔多斯建设，连续四届蝉联国家卫生城市，连续两届荣获"健康中国年度标志城市"荣誉称号，人民群众健康获得感和健康水平显著提升。鄂尔多斯坚持把健康城市建设纳入经济社会发展大局重点推进，打基础、促升级、抓联动，逐步推动城市中的健康因子升级改造、系统集成，打造特色鲜明的健康城市品牌。全面吹响"卫生城市"向"健康城市"全方位升级的嘹亮号角，制定出台《"健康鄂尔多斯 2030"实施方案》，明确了优化健康环境、构建健康社会、培育健康人群、提升健康服务、营造健康文化等 5 个方面 14 项专项行动，大力推进"健康细胞"建设，共建成健康单位 706 个、健康城市示范单位 55 个，2016 年被评为内蒙古首批健康城市试点城市，2021 年当选健康中国行动创新模式首批试点城市。鄂尔多斯市 2012 年启动健康城市建设工作，以创建国际健康城市为契机，对标国际标准，完善《鄂尔多斯市建设健康城市指标体系》和《鄂尔多斯市建设健康城市考评体系》，在"全国文明城市"和"国家卫生城市"创建成果的基础上建立"国际健康城市"建设长效管理机制，使健康城市建设工作步入常态化轨道，并从健康教育、健康单位、健康行动等方面带动整体，把全生命周期健康管理理念贯穿城市规划、建设、管理全过程各环节，优化服务，创新机制，构筑健康管理新模式。健康城市是在成功实施卫生城市创建工作基础上的"升级版"，通过完善城市的规划、建设和管理，改进自然环境、社会环境和健康服务，全面普及健康生活方式，实现城市建设与人民健康协调发展，成为环境宜居、社会和谐、人群健康、服务便捷、富有活力的健康城市，推动实现健康中国的目标。

健康城市蓝皮书作为记录和反映健康城市建设实践探讨和理论研究的重要载体，从专业角度对健康城市建设研究的最新成果进行归纳、总结、提炼、推广。《鄂尔多斯健康城市发展报告》（以下简称《报告》）既有国内推进健康城市建设的经验和生动案例，也收录借鉴了国际相关经验，全方位展示了健康领域的新变化，结合近年来鄂尔多斯市开展健康城市建设的实践与探索，通过理论、实践两个篇章，分析和阐述了健康城市的背景及意义、健康城市建设的内容及指标等；探讨和总结了鄂尔多斯市结合自身的地理环境和文化特点积极开展健康城市建设的情况；归纳和汇总了鄂尔多斯市、内蒙古自治区及国家健康城市创建相关方针政策等。该书的出版问世，填补了内蒙古自治区这一领域的空白，同时也为全国推进健康城市建设贡献了内蒙古的智慧和力量！

《报告》的编撰，就是对中国健康城市建设理论与实践的重要探索和阶段总结，相信其将对传播健康城市理念、推广有效建设模式、推动有中国特色健康城市理论体系的形成，发挥积极作用。全区上下，要以此为契机，深入贯彻落实习近平总书记2020年5月22日在参加十三届全国人大三次会议内蒙古代表团审议时的讲话精神——要抓紧完善重大疫情防控救治体系和公共卫生体系，加强城乡社区等基层防控能力建设，广泛开展爱国卫生运动，更好保障人民生命安全和身体健康。

我谨对《鄂尔多斯健康城市发展报告》的出版表示热烈祝贺，向为此书编撰付出辛勤工作的同事们致以感谢！

是为序。

内蒙古自治区卫生健康委员会副主任

2022 年 11 月 20 日

序　二

健康城市建设在提升城市健康治理水平，维护和保障人民群众健康方面发挥着重要作用。习近平总书记在党的十九大报告中明确指出"实施健康中国战略"的重大决策；在党的二十大报告中进一步强调，"推进健康中国建设"。这是以习近平同志为核心的党中央从长远发展和时代前沿出发，坚持和发展新时代中国特色社会主义的一项重要战略安排，必将为全面建成小康社会和把我国建成富强民主文明和谐美丽的社会主义现代化强国打下坚实的健康根基。

健康城市是卫生城市的升级版，通过完善城市的规划、建设和管理，改进自然环境、社会环境和健康服务，全面普及健康生活方式，满足居民健康需求，实现城市建设与人的健康协调发展。健康村镇是在卫生村镇建设的基础上，通过完善村镇基础设施条件，改善人居环境卫生面貌，健全健康服务体系，提升群众文明卫生素质，实现村镇群众生产、生活环境与人的健康协调发展。

鄂尔多斯作为国家发展规划"呼包鄂榆城市群"和黄河"几"字弯都市圈重要组成部分，内蒙古经济发展的"火车头"，在健康中国建设中占据重要位置又承担重要责任，建设健康城市是新时代赋予鄂尔多斯的新使命。近年来，鄂尔多斯市紧跟时代步伐，坚持以人民健康为中心，借鉴国内外发达地区的先进理念和典型经验，将健康城市作为重点工作，统筹推进城乡融合发展，开展一系列相关工作，并取得积极进展。连续四届蝉联国家卫生城市，连续两届荣获"健康中国年度标志城市"荣誉称号，人民群众健康获得感和健康水平显著提升。

为更好地提炼总结鄂尔多斯市健康城市建设实践经验，推广创新成果，我们组织医疗卫生、健康管理、健康教育、公共卫生、文化旅游等相关领域的专家和业务骨干，历时一年余，编写了《鄂尔多斯健康城市发展报告》（以下简称《报告》）。全书包括理论篇、实践篇两部分内容，运用翔实的资料与数据，研究分析了国内健康城市建设工作中面临的重点难点问题，并通过交流经验和成果汇总，提出进一步工作建议，对鄂尔多斯健康城市建设历程进行全面梳理总结，以期为国内健康城市建设的领导者、实践者和研究者，提供决策参考建议、实践经验参照和理论研究依据，为推动我国健康城市工作的深入发展做出积极贡献。

参与《报告》编写的作者既有行政部门的领导，亦有高校教师以及国内卫生城市和健康城市创建的一线资深专家，他们对我国健康城市建设的宏观政策和实际情况都比较熟悉。在《报告》编写过程中，我们积极吸纳了国内外健康城市创建进程中的新观点和新内容，从而保证了本书的前沿性和实用性。由于编者水平有限，在本书编写过程中难免会出现纰漏和不足。恳请广大读者批评指正。

鄂尔多斯市卫生健康委员会党组书记、主任

2022 年 11 月 30 日

序　三

　　建设健康中国，努力实现全方位、全周期保障人民健康，是习近平新时代中国特色社会主义思想的重要组成部分。坚持以人民为中心，把人民健康放在优先发展的战略位置，是党和政府工作的出发点和落脚点。健康城市建设是推进健康中国的重要内容和有效载体。我国健康城市建设是由政府主导、自上而下的全国性工作，实施范围广，推动力度大。经过多年摸索与实践，取得了明显成效，为维护和促进人民群众健康做出了重要贡献。

　　鄂尔多斯市委、市政府审时度势，特别是党的十八大以来，深入贯彻落实习近平总书记关于健康中国重要论述和开展新时代爱国卫生运动重要指示精神，坚持人民至上、生命至上，把人民健康放在优先发展的战略地位，紧紧围绕"为人民群众提供全方位全周期健康服务"发展目标，持续丰富和发展爱国卫生运动新的时代内涵，系统推进健康城市健康工作，及时加强理论探索，基线调查，总结实践经验，推动健康鄂尔多斯行动向纵深发展，为"健康内蒙古"和"健康中国"贡献出自己的力量和智慧。随着健康中国战略的提出和《"健康中国2030"规划纲要》的颁布，全国各地卫生与健康大会的召开，健康内蒙古行动相继实施，健康鄂尔多斯建设也迈向更高台阶。

　　鄂尔多斯市健康城市探索主要经历了两个阶段，即从2012年至2016年对标世界发达国家创建国际健康城市阶段和2017年至今深化鄂尔多斯健康城市建设阶段。全面回顾健康鄂尔多斯建设实施以来，坚持以人为本，人群主要健康指标的实现情况以及主要健康行动的完成情况，总结成功经验、获取证据及查找不足，在推进健康鄂尔多斯各项建设工作上，已经取得了一定成果。特别是 2018 年 7 月 4 日鄂尔多斯市委、市人民政府出台的《"健康鄂尔多斯 2030" 实施方案》（鄂党发〔2018〕11 号文件）明确了战略发展目标，将健康鄂尔多斯建设划分为三个阶段，分别明确到 2020 年、2025 年、2030 年的建设目标，把优化健康环境、普及健康生活、提升健康服务、厚植健康产业等方面工作作为重点任务，为健康鄂尔多斯建设提供了先进的理论依据和政策保障。2020 年印发的《健康鄂尔多斯行动实施方案》《进一步健全爱国卫生工作长效管理机制》两文件，在健康鄂尔多斯建设具体行动上和爱国卫生运动长效落实上起到了辅助和补充作用。健康城市建设工作实践是服务广大群众健康生活的崭新做法，需要及时地进行效果评价，以进一步完善建设机制和管理机制。对已经创造出的良好经验和生动典型进行总结，有利于今后更好地服务鄂尔多斯市健康城市建设工作。本书正是基于上述理论与实践基础，结合 2012 年至 2021 年已经完成的相关内容和数据，对鄂尔多斯市近年来健康城市建设的总体状况进行一次力求全面的梳理和小结，以期为下一步更好地开展健康城市建设的各项工作提供参考。

　　《鄂尔多斯健康城市发展报告》是根据以习近平新时代中国特色社会主义思想为指导，全面学习贯彻党的十九大和十九届历次全会精神，依据党的十八大报告提出的"健康是促进人的全面发展的必然要求"，中共中央政治局委员、国务院副总理、全国爱国卫生运动委员会主任刘延东提出的"我国要全面启动健康城市建设"总体精神，基于鄂尔多斯市市情，以"健康鄂尔多斯"为建设目标，研创提炼的针对鄂尔多斯市健康城市建设问题的研究报告。《报告》旨在对鄂尔多斯健康城市建设和发展状况进行宏观描述和战略性研究，以便为提高鄂尔多斯市健康城市建设水平、促进健康城市发展、增强健康城市建设顶层设计和城市公共管理水平、有效解决"城市病"提供科学性和合理性依据。作为健康城市蓝皮书，《报告》涵盖的内容从健康城市理念的历史沿革、理论阐释与范畴界定到鄂尔多斯健康城市建设的工作经验和发展状况。《报告》通过对 2017—2020 年鄂尔多斯市在健康城市建设方面所取得的成绩和经验进行认真总结，遵循定量分析与定性描述相结合的方法，展开对鄂尔多斯健康城市多方面的实证研究，探讨鄂尔多斯健康城市的发展方向，以期能为党和政府在"城市病"治理、健康城市发展的政策制定方面提供理论依据和经验支撑，同时也为社会公众了解鄂尔多斯健康城市现状和发展前景提供理论基础和经验借鉴。

《报告》以国务院发布的《关于进一步加强新时期爱国卫生工作的意见》为指导，在突出特色的基础上，开展健康城市建设研究，以营造健康环境、构建健康社会、培育健康人群为重点，不断优化健康服务。本书分为理论篇、实践篇两大部分：理论篇主要从健康城市的发展历程及模式、健康城市建设的内容及指标、健康城市建设的主体及其角色定位三方面对国内外健康城市的建设现状进行系统的梳理及分析。实践篇立足于鄂尔多斯健康城市的具体实践活动，包括鄂尔多斯市健康城市建设实践与探索、健康中国行动创新模式试点城市实践与探索、国家卫生城市及县城（乡镇）的创建实践、鄂尔多斯市新时代爱国卫生运动实践与探索、鄂尔多斯"控烟履约"工作的实践与探索五方面。全篇运用可靠的材料与数据，对鄂尔多斯健康城市建设方面所取得的成绩和经验进行了认真总结，对主要问题、存在的不足及其原因进行了详细分析，并借鉴国外发达国家城市治理经验，针对未来鄂尔多斯健康城市建设工作实际进行了科学预测、决策研究，并提出了政策建议。

作为鄂尔多斯第一本健康城市研究报告，书中对国内外健康城市的建设现状进行了系统的梳理及分析，从多角度、多层面出发探讨研究适合我国国情的健康城市建设途径和策略方法，以期对我国的健康城市建设活动起到现实的指导意义，积极推动我国健康城市建设的有序发展，改善城市生活、工作环境，提高城市居民的整体健康水平和生活质量，促进社会主义和谐社会的建设。

王永志

鄂尔多斯市爱国卫生服务中心主任
健康鄂尔多斯行动推进中心主任
2022 年 7 月 10 日

目　　录

第一篇　理论篇

第二篇　实践篇

第一篇　理论篇

第一章　健康城市的发展历程及模式

城市化是当今全球人类社会发展的总趋势。是社会生产力发展的客观要求和必然结果，城市的发展给人类的生活、工作带来很大方便，促进了世界经济的快速发展。据估测，全球已有50%的人口居住在城市化的人造空间里。然而，高速发展的城市建设，尤其是工业化的城市面临着社会、卫生、生态等诸多问题，如人口密度高、交通拥挤、住房紧张、不符合卫生要求的饮水和食品供应、污染日见严重的生态环境、暴力伤害等社会问题，正逐渐成为威胁人类健康的重要因素。所以，当今世界对城市的存在和发展提出了新要求，即城市不仅仅是片面追求经济增长效率的经济实体，更应该是能够改善人类健康的理想环境，城市应被看作是一个有生命、能呼吸、能生长和不断变化的有机体。

世界卫生组织于1986年首次提出健康城市行动战略，成立健康城市欧洲地区办事处，开展健康城市建设项目。加拿大多伦多市首先响应，制定了健康城市的规划以及相应的卫生管理法规，采取了反污染措施，组织全体市民参与城市卫生建设等，取得了很大成效。随后，健康城市项目活动从加拿大扩展到美国、欧洲各国，而后在日本、新加坡、新西兰和澳大利亚等国家，逐渐形成全球健康城市网络。到1993年，已经有1200个城市参加，其中包括100个发展中国家城市。

在中国，居住人口超过百万的城市数已由中华人民共和国成立初期的几十个发展到600多个，城市人口也迅速发展，故对创建健康城市活动高度重视。1993年中国引入健康城市概念，于1994年开始，由国家卫生部医政司和国际合作司牵头与联合国世界卫生组织合作开展此项工作，并正式批准加入该合作项目试点工作的城市和地区有北京市东城区、上海市嘉定区、海南省海口市、辽宁省大连市及河北省保定市等。2007 年底，全国爱卫办在全国正式启动了建设健康城市、健康区镇活动，并确定上海市、杭州市、苏州市、大连市、张家港市、北京市两城区等 10 市（区、镇）为国家首批建设健康城市试点。2013 年，中国大陆第一个世界卫生组织健康城市合作网络在上海成立，成员包括沪、杭、苏等地的 46 家单位，2016 年全国爱国卫生运动委员会印发《关于开展健康城市健康村镇建设的指导意见》。该《指导意见》中明确提出，建设健康城市和健康村镇是新时期爱国卫生运动的重要载体，也是健康中国建设的重要抓手。健康城市建设的内容涵盖健康环境、健康社会、健康服务、健康文化、健康人群五个领域，健康城市建设的一个重点任务是夯实基础，建设好"健康细胞"，加快推进创建健康社区、健康学校、健康单位、健康家庭。同年 10 月，中共中央、国务院印发《"健康中国 2030"规划纲要》，明确"把健康城市和健康村镇建设作为推进健康项目建设的重要抓手"，之后，全国爱卫办组织制定了《全国健康城市评价指标体系（2018 版）》，推动健康城市建设科学、有序的良性发展。

"民生为本，健康为先"，健康是人全面发展的基础，更是国家富强和人民幸福的重要标志。习近平总书记深刻指出，没有全民健康，就没有全面小康，要把人民健康放在优先发展的战略地位。随着我国经济社会的发展和人民群众生活水平的提高，人们的健康需求不断提升，对健康的追求也更为迫切。然而近年来，急速的城镇化进程在促进经济社会更快更好发展的同时，也给人类健康带来了严峻挑战。影响人类健康的因素日趋复杂，范围也日益扩大，例如环境污染、交通拥挤、住房压力、社会保障问题、食品安全问题、慢病高发、新型传染病等问题，严重威胁着人类的身心健康，阻碍了群众美好生活的实现。"健康城市"正是基于对这一系列"城市病"的深刻反思提出的崭新命题，是新型城市化进程中合乎民意的一种战略选择。

健康城市是世界卫生组织面对 21 世纪城市化问题给人类健康带来的挑战而倡导的一项全球性健康促进战略行动。健康城市是以人为本，以保护和促进城市健康为目标，努力营造由健康人群、健康环境和健康社会有机组成并协调发展的整体。

第一节　健康城市的渊源

"健康城市"（Healthy City）于1984年在加拿大"2000年健康多伦多"会议演讲中最早出现，其主旨为："健康是包括医疗保健的很多因素的成果，当人们沐于给养并关联于其所在社区的生活，当他们生活于健康城市中，他们就会健康。"1994年世界卫生组织（World Health Organization，WHO）为面对21世纪城市化给人类健康带来的挑战，给健康城市提出了具体的定义："健康城市应该是一个不断开发、发展自然和社会环境，并不断扩大社会资源，使人们在享受生命和充分发挥潜能方面能够互相支持的城市。"

1994年，世界卫生组织提出"健康城市是一个不断改善自然和社会环境，扩展社会资源，使人们在享受生命和充分发挥潜能方面能够相互支持的城市"。健康城市注重发展过程，而不仅是为了实现特定的健康目标，任何城市无论其目前的主客观条件如何，都可以成为健康城市。根据世界卫生组织的定义，健康城市是由健康的人群、健康的环境和健康的社会有机结合而成的一个整体。其不断开发和改善自然环境、社会环境，并不断扩大社区资源，使城市居民能互相支持，以发挥最大的潜能。健康城市应具有清洁美丽、居住安全的城市环境，稳定可持续发展的生态系统，能为所有城市居民提供食物、饮用水和住房等生活必需品。这一定义不但关注影响市民的健康因素，更提出要注重市民参与及各部门相互合作。这说明健康城市的建设，不但要发挥地方政府的作用，从人民群众健康出发，制定公共政策，不断改善城市自然环境和社会环境，扩充社会资源，还要动员社会各界参与，共同致力于健康危险因素的改善，最终使城市成为健康人群、健康环境和健康社会有机结合、共同发展的整体。此外，需要注意的是，健康城市注重的是建设的过程而非结果。健康城市不应是已达到某个健康目标的城市，而应是不断改进健康危险因素的城市。从这个意义上来说，任何城市只要对健康有承诺，并设置一定的组织架构来实现该承诺，持续改进健康危险因素，消除健康的不公平，都可以是一个健康城市。

1994年，复旦大学公共卫生学院傅华等提出了更易被人理解的定义："所谓健康城市是指从城市规划、建设到管理各个方面都以人的健康为中心，保障广大市民健康生活和工作，成为人类社会发展所必需的健康人群、健康环境和健康社会有机结合的发展整体。"健康城市的奠基人之一顿尔认为，健康城市的内涵可从个人、社区、全球等不同层次理解：从个人层面来说，健康城市是指个人有成长和发展的权利，并且能免于恐慌，具有生活的主导权；从社区层面来讲，健康城市是指个人在社区工作时，能免于被剥削，并从事有意义的工作，能相互信赖并开展合作；从全球层面来说，健康城市更关注资源的公平分配等问题。以上定义均以人为出发点，围绕人、社会及环境的健康展开，力求创建有利于健康的支持性环境、提高居民的生活质量、提升人的精神需求质量。因此，健康城市的概念应进一步深化，健康城市不仅是人的健康，更是城市生态系统完整的健康，特别是生物（动物、植物、微生物）的健康。

2016年11月21日，第九届全球健康促进大会在上海召开，中国国务院总理李克强出席大会并致辞，世界卫生组织总干事陈冯富珍和联合国机构其他三位负责人在大会开幕式致辞，联合国秘书长潘基文和世界卫生组织非传染性疾病问题全球亲善大使布隆伯格发表了视频讲话。来自全球126个国家和地区、19个国际组织的1180多位嘉宾齐聚充满活力和魅力的上海，围绕"可持续发展中的健康促进"这一主题，深入交流思想观点与实践经验，共享发展成果。其中有：中国上海围绕健康环境、健康社会、健康服务、健康文化和健康人群"五大健康"领域全面开展健康城市建设；俄罗斯莫斯科启动健康系统现代化建设；日本大和多举措并举应对老龄化；澳大利亚昆士兰重视健康规划的制定与实施；加拿大魁北克省动员各方资源保障市民健康；丹麦首都大区的城市居民追求高质量生活等。与会代表超过1100人，包括近40位卫生部长与来自全球各地的100多名市长，大会聚集的国际、国家和地方机构领导力使其成为最近几年最重要的全球卫生事件之一。来自全世界100

多个城市的市长达成了《健康城市上海共识》，宣告健康与城市发展相辅相成、密不可分，倡导建设包容、安全、具抵御灾害能力、可持续和健康的城市，从理念和行动上将健康城市建设推向前所未有的高度和广度。

2016 年全国爱国卫生运动委员会《关于开展健康城市健康村镇建设的指导意见》指出："健康城市是卫生城市的升级版，通过完善城市的规划、建设和管理，改进自然环境、社会环境和健康服务，全面普及健康生活方式，满足居民健康需求，实现城市建设与人的健康协调发展"，是"将健康融入所有政策"理念的有效实现形式。

"健康城市"从一个全新的视角来解读"城市"，"城市"不只是作为一个经济实体存在。而应该同时具有清洁的环境、和谐的社会、充足的资源，能成为市民愉悦成长、生活的现实空间。关于健康城市的定义目前还处于仁者见仁、智者见智的状况。

第二节 健康城市与健康城市项目概念的演变

一 健康城市相关概念

在健康城市运动发展过程中，健康城市以及相关的概念发生了一些变化。

首先，健康城市概念表现在对健康的理解上。联合国世界卫生组织曾对健康如此表述：健康不仅仅是没有疾病，而且是身体上、心理上和社会上的完好状态或完全安宁。随着人们对健康认识的不断加强，人们发现一个完整的个体不仅是生物的人，而且是一个社会的人。他生活在特定的社会环境之内，沐浴在不同层次的人际关系中。1986 年《渥太华宪章》中对健康的概念有了更深刻的表述："应将健康看作是日常生活的资源，而不是生活的目标。健康是一个积极的概念，它不仅是个人素质的体现，也是社会和个人的资源。"随着健康城市运动的开展，人们进一步认识到，渴望健康的人们能否最终实现愿望在很大程度上取决于他们所生活的自然环境和社会环境，以及健康服务的可及性和可得性。2003 年美国的密西西比州和 UTM 工作小组通过一段时间的研究和探讨对健康进行了重新定义，认为健康应该包括个人健康和安宁、社区的整合、健康的生态、高效率的社会体系等四方面的内容。

其次，健康城市概念从最初强调健康促进等理念的表述逐渐演变为既注重公共卫生体系，又强调与非公共卫生体系合作的包容性概念，如："健康城市是一个不断创造和改善自然环境、社会环境，并不断扩大社区资源，使人们在享受生命和充分发挥潜能方面能够互相支持的城市，其目的是通过提高人们的认识，动员市民与地方政府、社会机构合作，以形成有效的环境支持和健康服务，从而改善环境和健康状况。"

最后，健康城市概念表现为健康城市特征的演变，在原有的基础上又提出了公交优先；城市建筑规划强调共融性、连续性，即不同年代、不同层次的建筑能够和谐地共存；城市社区强调混合性，即一个社区中应该有不同阶层的居民，并且能和平相处、共同发展等新十大特征。

此外，健康城市概念还表现为健康城市项目领域的拓展和变化，从最初的公共卫生领域到非公共卫生领域，即使在欧洲一些非常讲究语词含义的学者也认为健康城市项目已成为一个涉及社会、环境、公共卫生、城市管理等多领域的活动。健康城市项目目前在欧洲和国外一些地区已经演变为一个长期的、国际化的项目，旨在将健康及其内涵导入欧洲城市决策议程中，在人人健康战略的原则和目标的基础上将复杂的健康理念和可持续发展有机地结合在一起，以提高和改善城市居民的生理、精神、社会和环境等水平。项目涉及的领域非常广泛，既有住房、教育、营养、休闲、娱乐、健康和医疗照顾等，也有就业、交通、环境，同时涉及社会隔离、歧视、宗教、阶层差异等，几乎涵盖了所有和健康相关的领域。

二　健康城市项目释义

健康城市项目是 WHO 针对全球的城市化和城市卫生状况给人类健康带来的威胁，于 1986 年首先在欧洲提出的一项全球性战略行动。该项目在人人健康战略的原则和目标基础上，将复杂的健康理念和可持续发展有机地结合，以提高和改善城市居民的生理、精神、社会和环境等水平。目前在欧洲及其他一些地区，该项目已经演变为一个旨在将健康及其内涵导入到城市决策议程中的长期的国际化项目。

以欧洲为例，健康城市项目是一个动态的计划，5 年为一期，每一期选择若干试点城市组成健康城市活动网络开展活动。在对前一期活动成果进行评价后，进行下一期活动内容。健康城市网络每年举办六次会议，各城市派一名协调员和一名政治家参加，互相交换情报信息，介绍事例，共同寻找解决对策。每次会议的结果以杂志和书籍的形式出版发行。

第一期（1987—1992 年）：欧洲 35 个城市结成创建健康城市网络，广泛传播健康城市理念，重点提倡全民健康（Health for All）的概念，确立支持系统和实施架构，统一思想，共同探索、实践创建健康城市的理论和方法。其行动的目标确定为"为城市及其居民创造更好的健康"，并在 1989 年制定了《关于环境和健康的欧洲宪章》。

第二期（1993—1997 年）：为促进城市一级水平的健康政策的采用，其重点放在"健康的大众政策和全面的城市健康规划"，强化支持系统及各部门间的连接，强调行动为导向的政策及计划。欧洲重新选择了 39 个城市建立了新的健康城市项目城市网，参加城市须确保开展一系列相应的"人人享有卫生保健"的项目。1994 年非政府组织欧洲健康城市国际联盟成立，并开展了名为"多城市行动"的计划。若干个健康城市网络中的城市同时决定对付某些特定的健康问题，如酒精、营养、艾滋病、妇女健康等，每一个计划解决一个特殊的健康问题。

第三期（1998—2002 年）：共选择试点城市 43 个，总结以往健康城市项目经验，遵循健康公平性和可持续发展原则，强调健康计划的整合，用变革的、可持续的方法，推进城市的健康增进和健康城市活动在全世界的推广普及。

第四期（2003—2008 年）：选择超过 40 个城市作为试点，对健康城市项目活动进行再评价。以城市管理、民主主义、城市与贫困、社会性发展、城市规划、输送问题、老龄化社会、心理健康等为中心课题开展广泛活动，其重点为健康影响评估、健康的城市计划及健康的老龄化等三方面。

第五期（2009—2013 年）：共有 55 个城市参与，总体目标是健康和保健的所有地方政策的公平性，主题是支持性环境、健康生活方式和健康城市设计。

第六期（2014—2018年）：总体目标是减少健康不平等的现象，改善全民健身，提高领导力及参与治理卫生。项目提出3大核心主题：注重不同年龄阶段人的健康需求，应对欧洲地区的主要公共卫生挑战，提高以人为中心的健康系统及公共卫生能力。

健康城市项目通过分清权责、理顺关系等机制将社会不同的利益群体团结在新公共卫生的旗帜下。健康城市项目通常具有"对健康的共同承诺、被纳入政策制定等环节、各相关部门互相配合、社区积极参与、变革和创新贯穿于项目的全过程、最终形成相关公共卫生政策"等6项特征。

三　健康城市的特征

1. 全球性战略行动

健康城市是WHO倡导的一项全球性战略行动，是一个长期的、持续发展的项目，它谋求的不仅仅是结果，更注重建设过程。因此，不仅是发达国家才有资格建设健康城市，发展中国家也在积极开展这一项目，如柬埔寨的金边、老挝的万象等。各城市在不同层次上对某些影响健康的状况提出改善的承诺，并通过一定的组织和活动过程去实现这种承诺。

2. 以人为本

健康城市充分体现了以人为本的理念，城市的经济、社会、环境发展均以人的健康为中心，目的是保障广大市民更健康地生活和工作，与科学发展观相吻合；国际上的指标也充分体现以人为本的理念，如采用调查表的形式，调查居民对噪声、水质的抱怨率等，对治安的调查，则是询问单身女性晚上是否敢单独上街，目标就是让居民满意。

3. 个性化的设计

WHO提出了健康城市这一理念和健康城市的十项标准，这十项标准是原则性的规定，不是具体的指标，各城市要根据本市的特点和需要解决的健康影响因素，制定自己的指标体系和目标。这也是与创建其他城市最大的不同之处。

4. 持续改进的过程

各城市要根据社会经济发展的水平和影响居民健康的危害因素，提出改进的目标，通过健康促进行动，消除或降低健康危害因素，但是一个阶段的承诺实现，也并不意味着已经达到特定的健康水平，而是不断关心新的影响健康因素的产生，并努力去控制和改善。所以，健康城市的指标体系要不断修订，已达到或解决的指标将被拿掉，新的指标将补充进去，从而达到持续改进的目的。

5. 公众的参与

健康城市强调政府承诺、部门间的合作（包括非政府组织）和社区居民的共同参与，在健康城市的十条标准中，有两条是关于公众参与的。可以说，没有公众的参与，就不是真正意义上的健康城市，建得再漂亮、再现代的城市，如果没有勤劳、文明、健康、互助的居民，那就只拥有美丽的躯壳，而缺少灵魂，也就不是健康城市。

四 中国健康城市建设的历程

健康是人类的永恒追求。中国是世界上人口最多的国家，中国人的健康对于人类健康具有重要意义。1992 年，世界卫生组织向中国卫生部提议：选择部分城市作为试点，通过制定健康城市规划，开展健康城市建设。1993 年 8 月，中国卫生部响应世界卫生组织的提议，组团参加了世界卫生组织在西太区召开的"城市健康发展世界卫生组织双边地区会议"，这标志着中国正式进入健康城市建设活动。

健康城市建设是适应中国经济社会发展新形式、实现全面小康目标的必然要求，是新型城镇化建设的重要内容，对实施健康中国战略目标具有重要意义。1994 年，中国开始创建健康城市试点工作，北京市的东城区与上海市的嘉定区被纳入首次试点工作的范围。在 2003 年遭"非典"袭击之后，为了更好地改善城市环境以保证市民的健康，许多城市纷纷自愿加入了健康城市创建活动，中国的健康城市建设活动进入了全面发展阶段。基于中国在建设健康城市活动中十余年来努力取得的成绩，第二届世界健康城市联盟大会（2006 年 10 月）选在苏州召开。2007 年 12 月 28 日，全国爱国卫生运动委员会办公室在上海召开会议，正式启动了全国健康城市（区、镇）试点工作，这标志着中国健康城市建设打开了新的篇章。从 1994 年试点以来，在建设健康城市的进程中，国家层面的政策陆续出台，既体现着国家对健康城市建设越来越重视，也标志着我国健康城市建设的顶层设计日益完善。2008 年，卫生部提出，中国实施"健康中国 2020"战略。2012 年，国务院发布《卫生事业发展"十二五"规划》，健康城镇建设活动全面启动。令人振奋的是党的十八届五中全会将健康中国上升为国家战略。健康城市在健康中国国家战略中的地位得到了充分肯定。2016 年 11 月 7 日，全国爱国卫生运动委员会发布《全国爱卫办关于开展健康城市试点工作的通知》，并确定北京西城区等 38 个国家卫生城市（区）作为全国健康城市建设的首批试点城市。据不完全统计，现有 100 多个城市出台了健康城市建设的政策文件或制定了发展规划和方案，建立了组织机构，以促进健康城市落实到位，健康城市建设出现良好的开局。

2016 年 10 月，中共中央、国务院印发的《"健康中国 2030"规划纲要》确定了推进健康中国建设的宏伟蓝图和行动纲领，提出："把健康城市和健康村镇建设作为推进健康中国建设的重要抓手，保障与健康相关的公共设施用地需求，完善相关公共设施体系、布局和标准，把健康融入城乡规划、建设、治理的全过程，促进城市与人民健康协调发展。"按照国家卫生计生委和全国爱卫办的要求，从 2017 年开启了"五大健康"（健康环境、健康社会、健康服务、健康文化和健康人群）建设项目，努力打造富有特色、被群众认可、美丽宜居的城市。

第三节　健康城市的背景及意义

一　健康城市建设是推动市民美好生活愿景实现的重要举措

目前，健康城市已成为 21 世纪城市化发展的一项新目标。第一，健康城市建设是全面建成更高水平小康社会的重要保障。人民群众健康是全面建成小康社会的重要内涵，健康城市建设以保障和促进人的健康为宗旨。重点关注居民的健康及健康的影响因素，为全面建设小康社会提供保障。第二，健康城市建设是可持续性城市发展的重要方面。可持续性城市关注当代人的经济、环境以及社会、文化和健康需求，其中保证人民健康和可持续性的生活方式，即乐活（Lifestyles of Health and Sustainability，LOHAS）生活是可持续性城市发展的主要目标。可见，健康城市是可持续性城市发展与管理的重要内容。第三，健康城市建设符合我国生态文明建设的要求。生态文明更加注重人与自然、人与人、人与社会和谐共生、良性循环、全面发展、持续繁荣。健康城市建设的目标是实现健康环境、健康社会和健康人群的和谐统一，可以说建设健康城市是贯彻生态文明建设的具体体现。

二　"健康中国"国家战略的提出，为健康城市建设注入强劲动力

2014 年 12 月，国务院《关于进一步加强新时期爱国卫生工作的意见》（国发〔2014〕66 号）明确提出，结合推进新型城镇化建设，鼓励和支持开展健康城市建设，努力打造卫生城镇升级版，促进城市建设与人的健康协调发展。2015 年，"健康中国"上升为国家战略，更进一步确立了健康城市建设的重要意义。2016 年 7 月，全国爱国卫生运动委员会（以下简称"爱卫会"）发布《关于开展健康城市健康村镇建设的指导意见》，其中指出"建设健康城市和健康村镇是新时期爱国卫生运动的重要载体，也是建设健康中国的重要抓手"；要"把健康中国的目标转化为健康城市健康村镇的指标，以爱国卫生工作的新成效加快健康中国的建设进程"。2016 年，全国卫生与健康大会的召开和《"健康中国 2030"规划纲要》的印发，确立了"健康中国"建设的战略主题、目标和重点，提出要"贯彻落实新发展理念，坚持正确的卫生与健康工作方针"，并以"普及健康生活、优化健康服务、完善健康保障、建设健康环境、发展健康产业"为建设重点。党的十九大报告进一步明确提出"实施健康中国战略"，为健康城市建设提供行动指南，注入强劲动力。

三　以"治理"为发展理念推进健康城市建设的必要性

随着社会经济的发展，人们越来越认识到"以人为本"发展理念的重要性。"城市治理"是坚持城市顾客导向的城市管理创新模式，有利于完善城市治理主体、加大各种城市顾客的参与力度，并对城市顾客做出及时、负责的回应。目前，影响人类健康的因素涉及城市建设的方方面面。健康城市建设作为一个系统工程，其关注点不仅在卫生领域，也涉及政治领域、经济领域、社会领域、生态环境领域等多个领域，需要将健康融入所有政策。加强经济、政治、文化、生态等领域的综合治理，以满足人们日益增长的健康需求，实现人与城市的和谐健康发展。

四　健康城市的意义

1. 快速的城市化进程给人类健康带来严峻的挑战

城市化进程是当今人类社会发展的总趋势，是社会生产力发展的客观要求和必然结果。据 WHO 提供的资料显示，仅从 1950 年至 1995 年，发达国家超过百万居民的城市从 49 个增加到 112 个；发展中国家这类城市的数量从 34 个增加到 213 个。专家预计，到 2000 年，世界将有 24 个城市人口超过 1000 万；到 2010 年，拥有 2000 万人口的城市将达到 25 个；2025 年，城市人口将占世界总人口的 61%。然而，高速发展的城市建设，尤其是工业化的城市面临着社会、卫生、生态等方面的诸多问题，如人口密度高、交通拥挤、住房紧张、不符合卫生要求的饮水和食品供应、污染日渐严重的生态环境、暴力伤害等社会问题，正逐渐成为威胁人类健康的重要因素。所以，当今世界对城市的存在和发展提出了新要求，即城市不仅仅作为一个经济实体存在，而首先应该是一个人类生活、呼吸、成长和愉悦生命的现实空间。同时城市发展"不能牺牲生态环境，不能牺牲人类健康，不能牺牲社会文明"。

2. 健康影响的多样性和复杂性

随着 WHO 于 1947 年对健康的概念重新定义后，"生物—心理—社会"的医学模式为人们接受，影响和决定健康的因素也拓宽到环境、社会、政治、生态学、行为学、生物学、医学等一些综合方面。健康影响因素对居民健康的作用方式是复杂的，而控制这些因素也超过了卫生部门的责任和能力。因此，为了采取有效的措施解决城市的健康问题，有必要整合各部门的力量。这些部门不仅包括卫生行政部门和其他行政部门，还包括非政府组织、私营企业和社区本身。鄂尔多斯市作为我国内蒙古自治区西部较发达城市之一，人民生活已实现从基本温饱到总体小康和全面小康的历史性跨越。并正向更高标准、更高水平的全面小康迈进。鄂尔多斯市委、市政府始终将人民健康放在城市发展的重要位置，并将健康城市建设项目作为一项长期工作，在卫生服务质量改善、公共卫生、环境保护、社会保障、养老保健、体育健身等工作中融入健康城市理念；在区域生态环境、慢病防控、市民的健康素养水平等方面均取得良好成效，人群健康水平稳步提高。但同时需要注意的是，鄂尔多斯市仍存在一些制约健康事业快速、良好发展的因素，"城市病"问题仍然突出，健康事业和产业的发展仍然滞后于经济社会的发展。

2016 年 11 月，全国爱国卫生运动委员会办公室（以下简称"爱卫办"）全面启动健康城市建设试点工作，确立了 38 个国家卫生城市（区）作为全国健康城市建设首批试点城市。因此，全面梳理健康城市和健康城市治理、评价相关理论，紧密结合"健康中国"建设要求，围绕健康城市发展态势，客观分析鄂尔多斯市经济社会发展趋势和"十四五"期间建设健康城市面临的发展形势和机遇，提出健康城市治理策略，具有重大的现实意义。本书研究课题立足"十四五"规划，以健康城市治理为主线，全面梳理了健康城市的理念和目标、健康城市治理和评价相关理论，从健康环境、健康社会、健康服务、健康人群、健康产业、智慧健康云六大方面系统总结健康城市相关项目的建设现况和趋势，结合国内外建设经验，提出下一阶段鄂尔多斯市健康城市建设的目标、重点工作任务及其保障措施，为"城市管理"向"城市治理"的转型升级和"卫生城市"向"健康城市"的转型升级提供重要的理论参考，为建立以健康为中心的经济社会发展模式提供实践指导。

第四节　健康城市建设的模式与国内外经验借鉴

一　健康城市建设的模式

随着健康城市的不断推进，由于契入点不同，健康城市在全球（主要是美洲）逐渐形成了美国印第安纳模式与拉丁美洲模式等。

（一）美国印第安纳模式

美国印第安纳模式的经验主要是：积极支持社区领导权的建设。1988 年，美国印第安纳颁布了健康城市计划，该计划是在印第安纳大学社区健康护理学院、印第安纳公共卫生协会和印第安纳州六个城市的共同努力下实施的。该计划借鉴欧洲和加拿大健康城市建设的经验和教训，并结合美国及印第安纳州的政治和社会状况。该计划的一个重要而独特之处在于，高度重视城市（或社区）领导权在建设健康城市过程中的积极作用，把它看作建设健康城市的前提条件之一，积极支持社区领导权的建设。城市或社区领导权的建设分为六个阶段。

第一阶段：城市或社区领导人承诺。在向公众解释健康城市计划后，城市领导人决定对该计划给予足够的支持。市长和地方卫生官员许诺把推动城市居民广泛参与健康城市建设当作城市政治生活的首要任务，支持并促进健康政策的制定和实施。

第二阶段：成立健康城市委员会。其成员不仅包括政府官员，也包括愿意参加健康城市计划的集体和个人。

第三阶段：城市或社区领导权的发展。通过各种方法鼓励社区领导人，提高他们对健康城市的建设水平和管理水平。这些方法包括对城市数据的整理、编辑和分析，向本领域专家咨询，参加国内和国际相关会议，与兄弟城市交流经验，共享书籍论文和视听资料。

第四阶段：城市行动阶段。让每一个健康城市委员会的成员，都对城市的实力及存在的卫生问题有一个充分认识，并积极领导、推进健康城市建设项目的实施。在这个过程中，委员会一方面对已有数据进行深入调查研究，以获得进一步的信息，另一方面要承担多个项目，包括建立社区步行运动促进会，鼓励孩子多参加锻炼，参与电台健康节目的制作，教育家庭远离毒品，保持街道清洁等。这些短期项目产生了巨大的城市效益，从而鼓励委员会采取进一步的行动。

第五阶段：向政策制定者提供数据库，推动公共卫生政策的制定。如人行道的使用方案、年轻父母的学校教育计划、价格适度住宅的综合计划、旨在降低婴儿死亡率的健康婴儿计划等。此外，还通过了"印第安纳健康城市建设促进法"。这一阶段的工作对于健康城市的建设起着举足轻重的作用。在这个阶段，地方资源及其他资源被用于城市发展的长期目标。

第六阶段：行动研究与评估。对城市或社区领导权的评估方法有很多，其中自制调查问卷简单易行，而其他评估方法相对复杂，需要不同学科的共同努力。例如用定性和定量方法评估政策的变化、健康状况的变化、医疗变化、环境变化，以及 6 个健康城市计划资金的可持续性。行动研究与社区发展相结合，共同促进了健康城市建设任务的完成。

（二）拉丁美洲模式

拉丁美洲模式的主要经验是注重社会利益的共同分享。在拉丁美洲，通过泛美卫生组织的努力，相关国家在减少疾病方面取得了巨大进步。但拉美国家的社会结构普遍存在很大问题，贫富分化日趋严重，经济利益和社会福利越来越多地流向少数人，政府的领导权也更多地集中在部分有产者手中。大量的农村穷人流入城市贫民区谋生，贫民的卫生问题层出不穷。为了真正给贫困居民带来希望，使他们对生活充满信心，拉丁美洲在健康城市建设中，特别注重社会利益的共同分享。为了解决贫困及贫困人口的卫生问题，他们坚持这样的理念：贫困人口能否减少，取决于贫民是否享有诸如经济进步权这样的政治权利；健康城市的建设需要全体居民在共同城市价值观的指导下努力完成，全体居民必须平等地参与健康城市的建设，平等地分享健康城市给人们带来的福利。在此原则指导下，他们把健康城市的要素概括为：其一，市民在享有共同的价值观的基础上对城市发展史的理解。其二，多元的相互支撑的经济结构。其三，权力的分散，让更多的市民参与决策。其四，应变能力，吸取其他城市建设经验和教训的能力。其五，基础设施的维护和管理。其六，同时满足社区和城市的利益。

在实践中，为了社会利益的共同分享，拉美国家注重跨部门的合作；注重调动市民积极参与；注重健康城市带来的社会利益的合理分配等。

二　国外健康城市建设的经验借鉴

在健康城市建设中，发达国家起步早，经验较为丰富，在支持力度、战略规划、指标体系建立及重点项目推进等方面积累了大量先进经验，我国许多城市也根据自身特点开展了各具特色的健康城市建设。本部分对国内外关于健康城市建设的案例进行分析研究，借鉴先进经验、吸取教训，希望有利于康巴什区的健康城市建设。

（一）加拿大健康城市建设的经验

加拿大城市改革的初期阶段主要是解决公共设施、住房、福利措施、公用事业改革等问题，在工商业界的积极参与下，在城市规划权威、公共卫生专家、政治精英的推动下取得了一定的成功，缓解了一些矛盾，为城市管理与发展奠定了初步框架。加拿大重视城市和城镇的分区功能，在保障居民健康的同时严格控制土地使用密度。重视交通规划，如蒙特利尔为了避免上下班高峰期拥堵，将城市道路设计成对角线，而不是传统的方形城市形状。加拿大多伦多市 River-dale 区是世界上较早开展健康住宅建设的区域，然而，任何城市的健康城市运动都不可能一帆风顺，多伦多市就是最好的说明。该社区不同于以往的社区建设，将健康住宅的理念引入日常生活中。该社区不依赖任何水电系统和污水处理系统，取而代之的是完全可以实现独立自给的水循环系统，使用清洁的太阳能源，水是来自雨水和场地内收集重复循环使用的废水。但它的造价比传统建造方式还少10%，并且最大可能的为住房者提供舒适、低维护、经济的构造材料。

多伦多是加拿大最大的城市，也是健康城市的发源地，在成立了"健康多伦多2000"委员会后，开始了轰轰烈烈的健康城市运动。1989年时处于鼎盛时期，此后，还成立了很多健康城市建设联盟，如绿色旅游联盟、清洁空气联盟、妇女社区经济发展网络等，但在实际操作过程中，遇到了极大的阻力。多伦多盛产汽车，产生的利益相当可观，而健康城市的建设项目尤其是像"清洁空气"项目虽然颁布了相关的规章制度，但还是极大地损害了相关汽车制造者的利益，使得汽车制造商、购买者和使用者等相关利益团体非常抵触，因此遭到了巨大的阻力，致使健康城市建设只能告一段落。

（二）利物浦健康城市建设的经验

作为工业革命重要的港口城市，利物浦在工业革命时期得到了飞速的发展，但也带来了医疗资源匮乏、住房紧张等"城市病"问题，进而导致城市居民的身体健康每况愈下，据统计，其肺癌死亡率在19世纪80年代达到世界排名第一，引发政府的高度重视，因此其成为英国第一个加入WHO健康城市计划的城市。利物浦从一个肺癌死亡率第一的城市转变为一座"健康城"，其建设经验值得我们学习和思考。①设计明确的城市健康计划。利物浦健康城市建设的第一步是设计明确的城市健康计划，1991年，通过相关行政部门的努力，并向公众收集了修改意见，最终确定了包含住房、就业、环境、心理等众多方面在内的城市健康计划，其中详细规定了每个阶段的实施目标与措施，并采取监督机制。②推行跨部门合作。健康城市建设是一项复杂的工程，为了能够高效处理一系列"城市病"问题，利物浦组建了由多个部门合成的跨部门协调委员会，也被称为"健康城市办公室"，其功能主要是负责利物浦健康城市计划的具体实施和运作，此外还能够实现多行政部门之间协调合作。③重视健康理念的推广和宣传。健康城市的建设不仅要靠政府的努力，作为一个城市的主体，居民的共同努力、共同参与也是十分必要的。利物浦高度重视居民群众的力量，多次组织媒体、学校以及社区等组织在全市范围内开展健康讲座、健康培训等活动，以此提高居民对于健康生活的意识，培养居民健康生活习惯，大大提升了居民在健康城市建设中的主体作用。

（三）欧洲健康城市建设的经验

1986年，欧洲在世界卫生组织的协助下，正式成立了健康城市办事处。1987年正式启动健康城市项目，分六个阶段将健康城市付诸实践。

第一阶段为1987年到1992年，共有35个城市参与活动，主要工作任务是引入理念、建立组织、推广发展新模式。

第二阶段为1993年到1997年，新增了13个成员，工作重点与目标是制定公共政策并组织相关部门实施，进行系统的、综合的、有针对性的健康城市规划。

第三阶段为1998年到2002年，由于健康城市建设已开展了十年，这一阶段的主要任务是对健康城市项目的完成情况进行系统的监测和评估,以改善健康的公平性和可持续发展。

第四阶段为 2003 年到 2007 年,这一阶段解决的问题是比较细化的问题,如健康老龄化问题、健康影响评估问题以及健康体育锻炼等。

第五阶段为 2008 年到 2013 年,共有 50 个城市参与,这一阶段的重点与目标已转向软件设施等方面。这一阶段更加注重人民大众的思想意识建设,如提高健康城市的设计理念、推广健康的生活方式等。

第六阶段为 2014 年至今,共有 53 个城市参与,这一阶段更加关注健康、公正、幸福之间的关系。如加强传染病和非传染病的预防与治理、强化突发事件的应急处理能力和社会监督,创建促进人体健康的支持性环境等。欧洲国家分 6 个阶段进行了健康城市建设,下一步建立在上一步的基础之上,稳扎稳打,最终取得了很大成效。

(四) 日本健康城市建设的经验

日本于 20 世纪 80 年代末开始健康城市建设。从国家范围上来说,首先,在行政上给予了最大支持。设立负责全国卫生保健工作的中央厚生省和负责管理各个县卫生保健工作的 8 个厚生局,形成健全的卫生监督体系。除此以外,厚生省还设立了疾病预防控制中心,负责全国的突发性传染病防制、传染病的基础预防和慢性非传染性疾病的预防工作。其次,给予了强有力的法律保障。日本为了保障 "21 世纪的日本健康计划" 顺利实施,通过了《日本健康促进法》,将健康城市建设上升到国家高度,并以法律形式强制实施。最后,建立了强有力的组织保障。成立了健康促进协会,负责协调和组织全国的健康促进工作,协会由日本各级行政机构、社会组织代表组成,每年定期召开例会,负责制定和督促 "健康促进行动计划" 的实施。其中东京成立了东京市民健康促进管理委员会,由市民私人机构、市政府、县级市政府和研究工作者组成。1998 年,该委员会成员增至 514 人,为日本健康城市建设做出巨大贡献。

三 中国健康城市建设的实践

我国健康城市发展主要经历两个阶段:1993 年之前是探索阶段,包括引入健康城市概念,与世界卫生组织合作开展相关的培训等。1994

年正式实施健康城市建设项目。1994年，在国家卫生部与世界卫生组织合作的带动下，北京市的东城区、上海市的嘉定区被纳入试点范围，两区结合各自特点，都制定了《健康城市发展规划》，并确定了工作的重点，东城区把健康教育、污水处理和绿化环境作为创建健康城市的出发点，而嘉定区则把垃圾的回收处理作为创建健康城市的突破口。1995年海口市以及重庆渝中区也加入项目中。1996年，大连、苏州、日照、保定等城市也陆续开展了健康城市的建设活动。

2003年"非典"爆发以后，我国健康城市建设进入全面发展阶段。在中华人民共和国卫生部的鼓励和倡导下，许多城市为了进一步改善城市环境、提高市民健康和生活质量，纷纷自觉自愿地开展健康城市的创建。上海与苏州的发展比较有典型性，其中苏州市已经成为WHO西太区健康城市联盟的理事城市之一，并于2006年成功举办第二届世界健康联盟大会。

全国爱国卫生运动委员会办公室2007年12月28日在上海召开会议，正式启动了全国健康城市（区、镇）试点工作，并确定上海市、浙江省杭州市、辽宁省大连市、江苏省苏州市、张家港市、新疆维吾尔自治区克拉玛依市、北京市东城区和西城区、上海市闵行区七宝镇和金山区张堰镇等十个市（区、镇）为全国第一批健康试点城市（区、镇），拉开了我国建设健康城市的新篇章。随着经济的持续增长和医疗改革的深化，中国健康城市的发展建设取得了更大的动力。到2015年为止，在中国的769座城市当中已经有259座城市达到了国际卫生城市的标准。2012年，国家卫生部提出"健康中国"作为国家战略主要是为了到2020年达到中等收入国家的卫生标准。为贯彻落实《"健康中国2030"规划纲要》中的具体要求，每个城市都要将健康建设融入到当地的城乡规划、建设、治理的整个过程中，从而促进城市与人民健康协调发展。为深入推进健康城市、健康村镇建设的工作，进而为健康中国这个重大目标的实现奠定良好基础，按照全国爱卫会《关于开展健康城市健康村镇建设的指导意见》中"开展建设试点，形成可推广建设模式"的要求，全国爱卫办商议在全国范围内开展健康城市试点工作。2016年11月7日全国爱卫办公布了长春市、济南市、包头市等38

个国家卫生城市（区）作为我国健康城市建设第一批试点城市。对于国内健康城市建设的研究，选取了北京、上海和苏州三个城市作为鄂尔多斯健康城市建设学习、借鉴的样本。

（一）北京健康城市建设的经验

1993年，北京东城区与世界卫生组织建立合作关系，第二年分阶段、分项目启动健康城市建设。2001年，北京健康城市建设首先将爱国卫生运动提上议程，到2005年底北京建成国家卫生区，包括其中的8个城区和一半以上的郊区，打下了良好的卫生环境基础。2004年，重点开展健康社区建设活动，旨在大力宣传健康城市理念，认真贯彻落实健康城市标准，最终一半的城市社区和三分之一的农村社区都达到了健康社区的标准。2005年，为推进健康城市建设的步伐，出台和完善了一系列有利于健康的法律法规。2007年到2008年底，在北京召开的爱国卫生运动委员会扩大会议上，北京以迎接奥运会为契机，开展全民健康系列活动，全面创建健康城市。开展了"健康徒步走活动""控烟活动"等，在餐饮卫生方面控制吃油量，在学校开设健康教育课，以妇女、农民为重点开展慢性非传染性疾病复查等。在北京健康城市建设过程中，SARS和奥运会是两件非常重要的事，前者使健康城市建设从以往单纯的医疗卫生系统扩展到各个系统，后者使健康城市运动进入全民范围，其中"健康奥运、健康北京"的口号也使该运动具有国际视野。北京正是抓住2008年奥运会这个历史机遇，一举将其建成国际一流的健康城市。

（二）上海健康城市建设的经验

上海于2002年通过了《上海市环境保护建设三年行动计划》，为健康城市建设奠定了环境基础。2003年底上海市公布了健康城市"三年行动计划"，成为中国首个提出建设健康城市的特大型城市，在这个计划中共提出了5个层面的具体要求，分别是环境、内容、锻炼、社区、精神文明，共包含了104个指标，并且在上海市各区都开展了极具特色的项目活动。目前，上海市已逐渐形成了"政府主导、部门配合、社会参与"的格局，将健康融入所有部门工作，提升群众健康素养，激活社会的健康细胞是上海市近年来所努力的方向。如闸北社区的中医进社区，奉贤区的有害生物控制示范点，崇明县的生态岛等。2005 年，上海举行了以"城市，让市民更健康"为主题的"上海健康城市国际论坛"，美国、加拿大、日本等 8 个国家以及国内部分省、市、港澳地区和上海市的近 400 名代表参加了会议，会议就"健康城市行动的未来全球发展趋势""健康的公共卫生决策和健康的公平性"等四个议题展开了广泛而深刻的交流，成为中国健康城市发展的一个里程碑。同时，上海的控烟活动也颇有成效，2009 年，在全国省级层面率先立法控烟，2010 年，上海世界博览会成功实现"无烟世博"，而后将控烟范围扩大至各室内场所，受到世界卫生组织的称赞。2016 年，第九届全球健康促进大会在上海市举办，并发表了两项主要成就，其中一项是由来自全世界 100 多个城市的市长共同完成的《健康城市上海共识》，第二项就是《2030 可持续发展中的健康促进上海宣言》，其对未来全球健康城市的发展建设起到了引领性的作用。大会后，上海着手编制"'健康上海 2030'规划纲要"，其中对于健康的要求细化到了 22 项指标，描绘出未来 15 年对于上海市美好的愿景。

上海在《上海市国民经济和社会发展第十一个五年规划纲要》中，首次提出了健康城市建设。此次主要任务是围绕居民实际需求，重点开展 4 大任务、配套实施 14 项重点活动，主要包括完善健康服务、营造健康环境、保障健康食品和倡导健康行为等方面。其中，上海"五个人人"活动取得可喜成效。同时，加大健康城市宣传力度，利用新闻媒体对健康城市进行报道，利用 3 周时间每天在 3 个频道的黄金时间以 3—4 次频率滚动播放健康城市建设的公益广告，使健康城市的理念家喻户晓。上海为促进居民健康生活，向居民发放控盐勺、控油壶、膳食图等实用工具，让越来越多的居民自觉戒烟限酒、减盐低油，并鼓励居民积极参加体育运动。截止到 2016 年底，上海成人吸烟率、饮酒率不断下降，市民对食品安全的知晓率达 82%，并且有一半以上的人口经常参加体育锻炼。目前，上海健康城市建设已取得良好成绩。

上海市作为我国第一个提出健康城市建设的特大型城市，面临着前所未有的挑战，也收获了很多经验和方法。它的先进做法主要有以下几点。

第一，明确定位，启动三年行动计划。上海市自 2003 年开始制定建设健康城市三年行动计划，并由市政府将其印发给市有关部门及区县政府具体实施，区县政府再结合地区实际情况印发"建设健康城区三年行动计划"，将计划与地方特色相结合。

第二，条块结合，大力推进健康市民行动。上海市始终坚持以人为本的基本原则，通过改善环境卫生状况，倡导市民养成良好生活方式和习惯，开展"清洁家园""健康家园"等丰富多彩的活动，最大限度地保障人民群众的身体健康。

第三，聚焦重点，全面推进健康城市实事工程。上海市积极建设健康社区、健康单位、健康家庭、健康村镇，深入社区普及健康知识，全面开展控油、控盐、控烟工作。全民健康生活方式示范单位和健康单位建设紧密结合、同步推进，在各个区县根据实际情况开展不同活动，比如徐汇区动员健康家庭成员主动测量血压、虹口区开展"四旗"评比活动、奉贤区举办健康家庭健身活动等。

第四，实施项目试点，积极开展探索创新。积极探索社区伤害防治机制，比如针对青少年，在校园内建设伤害防范设施；助老服务网络；为残障人士提供生活常识、劳动技能等的培训。积极探索社区健康城市志愿者自我管理模式，如"双进双服务"、以点带面等。

第五，广泛宣传，积极营造支持性环境组织爱国卫生活动，以多种形式深入开展健康城区建设的宣传，比如"唱响健康城市主题歌""市民边看边评健康上海"活动，组织开展健康知识和技能竞赛、征文比赛等。与报纸杂志、新闻媒体等合作宣传信息，为建设健康城市营造了浓厚的氛围。

第六，拓宽渠道，注重加强交流合作。WHO 健康城市合作中心于 2011 年在上海成立，促使我国的健康城市建设能够与国际接轨。上海市通过与 WHO 等国际组织和国内外研究机构、学术团体交流，从而做到了有重点地借鉴国内外城市与地区的有效做法和先进经验。此外经常组织专家队伍外出考察，同时举办多次研讨会、论坛等，增强了上海市的科学管理力量。

通过对上海市健康城市建设的主要做法进行归纳总结，我们可以得到以下建设经验并为其他城市的健康城市建设提供参考。①贴近民生需求。坚持以人为本，解决好与人民生活相关的热点、难点问题，广泛地发动群众参与。推广市民健康自我管理小组成为向市民传播健康生活方式的重要载体。②部门协力合作。健康城市的建设需要各部门、单位和社会各界的大力协助和密切配合，才能不断开创工作的良好局面。③宣传舆论造势。充分地利用媒体资源开展各项公益性宣传、知识普及、新闻报道和专题讨论，比如设置报刊专栏、拍摄公益广告、制作宣传海报、光盘、折页等多种渠道传播健康知识。④加强绩效评估。持续调整和不断优化健康城市建设的评价体系和评估机制，只有在客观地了解建设工作的效果后才能准确定位公共决策，从而实现建设健康城市行动的持续发展。⑤加强合作交流。挖掘社会现有资源，组建专家库或者学者库，对志愿者进行专题培训。向国内外展现"健康上海"的形象和成果的同时，学习和借鉴国内外健康城市建设的经验，适时开展健康城市相关论坛或研讨会，发挥健康城市合作中心的纽带作用。

（三）苏州健康城市建设的经验

苏州市自1998年被评为国家卫生城市之后，就开始不断地探索健康城市发展建设工作。第二年就开始举办健康城市培训班，2001年就将健康城市建设列入第九次党代会报告，直到2007年，苏州市被纳入全国首批健康城市试点，2016年，再次被国家纳入全国健康城市健康村镇试点之中。先后被WHO西太区、世界健康城市联盟等多个国际组织机构授予了"杰出健康城市奖"和"健康城市建设先驱奖"等累计30多项奖项。

苏州市作为全国首批健康城市试点之一，它在建设过程中有以下几项主要做法值得我们借鉴。①强化顶层设计。苏州市一直强调由政府来主导健康城市发展建设，将"健康"理念引用到所有的政策和决策之中。此外将健康城市建设列入党代会决议报告并且出台有关政策层层推进健康城市建设。②促进人口健康。苏州市近几年来一直通过举办"六免三关怀"母婴阳光工程、婴幼儿健康促进工程、妇幼健康工程等，来保障城市居民的健康；同时通过组织道路交通安全、无烟城市、老年人健康公平性等国际健康城市合作项目,推动居民养成健康习惯,实现健康生活。③营造健康生态。苏州市近几年来陆续开展了"蓝天工程""厕所改革""农村生活污水治理""四个百万亩""十大工程"等活动,进而营造出一种健康生态环境。④城乡联动建设。苏州市自 2007 年开始着手健康村镇的建设,这代表着苏州市的健康城市建设向城乡一体化扩展。同时做到了将城乡居民医疗保险和养老保险合并在一起,作为第一个统筹城乡社会保障典型示范区被批准。

通过对苏州市健康城市建设的主要做法进行归纳总结,我们可以得到以下建设经验。①以民为本,以市民健康为根本,针对城市及市民健康面临的重大问题和热点问题,及结构性矛盾,全面实施健康城市、健康市民、健康卫士行动计划,从而改善市民健康水平。②联动建设,围绕重点领域,建立"政府主导、部门协同、社会参与、个人主责"的联动机制、"联防联控、群防群控、防治结合"的预防机制和"医防联动、快检快测"的突发公共卫生事件处置的应急机制。③长效管理,健康城市的建设目标不能单单是为了创建健康城市,还要保持环境的长久持续的治理,不断提升环境质量。④部门协作,将健康理念纳入城乡规划、建设和管理的各项决策之中,联合多部门、多组织进行健康城市建设。将社会力量整合到健康城市、健康村镇建设中来。

四 国内外健康城市建设的启示

(一) 行政支持力度较强

行政支持是健康城市建设的先决条件,如果没有行政支持,健康城市建设工作则无从谈起。如加拿大、日本都在行政上给予了最大的支持,首先,从全国范围抓起,从中央一直到地方基层都设立了专门的卫生保健部门,专门负责健康城市的建设。但这只是一个前提,更重要的是跨行业、跨部门、跨地区之间的协调,这是健康城市项目成功的关键。其次,提供了强有力的组织保障。成立了健康促进协会,负责全国健康促进的协调和组织工作。最后,加强法律保障。建立强有力的法律、法规体系,因为这是一个国家或地区必须强制遵守的纪律,具有强制性。所以，政府、社会和个人必须执行，这就为健康城市建设奠定了法律保障。

（二）宏观战略规划科学

宏观战略规划对健康城市建设十分重要，必须进行整体规划，制定整体规划目标，比如五年计划、十年计划，保证健康城市建设实施的可持续性以及目标完成率。欧洲国家用了 25 年时间将健康城市分六个阶段完成，参与的城市从最初的 35 个逐步发展到 53 个，每一阶段的建设项目都有所不同，但每一阶段的建设项目都是连续的、衔接的，循序渐进并逐步完成。上海至今已经完成了 4 轮的健康城市建设，分阶段、分重点、分项目进行建设，最终成就了健康上海。

（三）评估指标体系健全

建立健全指标体系一方面为健康城市建设提供了较为全面的标准，使得建设过程中尽量避免出现建设不全面、有所偏颇的局面，另一方面也为健康城市建设提供了标准依据，使得健康城市建设有据可依，有据可凭，为健康城市建设指明方向。如苏州制定了详细的健康城市指标体系。

（四）重点项目优先推进

健康城市的建设不是一蹴而就的，是一个慢慢发展的过程，同样，健康城市的建设项目也不是一日完成的，需要分重点完成。首先完成的项目是最重要的、亟须解决的，其他的项目逐步推进，如加拿大启动了多伦多"健康城市运动"和魁北克"健康城市与城镇运动"等，北京举行"健康徒步走"活动，上海推进"五个人人"特色行动等。

五 健康城市建设的政策经验

经过近 30 年的发展，世界各国在建设健康城市中形成了一些经验，总结如下。

（一）改善基础设施成为发展中国家健康城市建设的引擎

在健康促进中，尤其是在抵抗恶性传染病方面，基础设施建设有着极为重要的作用。过去人们认为，在抵抗恶性传染病方面，医疗技术的提高是第一位的。但实践的发展证明，基础设施建设在其中具有更为重要的作用。而且基础设施建设具有很强的公共性,因此,在推进健康城市的建设中,世界各国一般都以此为突破口,开展工作。

欧美国家城市基础设施的建设,早在 19 世纪中期就已经展开,到 20 世纪上半期基本完成,目前正处于精益求精的阶段。而发展中国家直到 1990 年,尚有 80% 的人缺乏必要的基础设施与卫生设施,由此引发许多疾病与健康问题,已经成为社会痼疾。在发展中国家,大力完善基础设施,对于提高市民的健康水平,有很强的边际效用。因此在健康城市运动中,发展中国家纷纷以改善基础设施为引擎,大力推动健康城市建设。即使一些经济发展程度比较落后的国家,也不例外。例如柬埔寨金边市在推动健康城市的建设中,将 85% 的道路进行了维修与重建;在财力有限的情况下,筹建了一些公共的公园,供市民休闲娱乐;同时还兴建了供水设施,使 100% 的市民都能用上饮用水。菲律宾的马里基纳市强行推出法令,规定所有的居住场所必须具有干净的厕所,否则会受到严格的处罚,市政对饮用水进行不定期的检查。马来西亚古晋市颁布法律,规定开发商必须确保开发土地中的 10% 用于绿化与开发空间,以此推动居民的健康。

(二)关注弱势群体的健康成为健康城市建设推进的重点

健康与公平之间有着极为紧密的联系。仅以英国为例,处于社会最底层的人(占人口总数的 20%)比社会最顶层的人(占人口总数的 20%)平均少活 7 年。前者在退休前死亡的可能性是后者的 2 倍。相比强势群体而言,弱势群体的健康问题更多,更值得关注。

健康城市建设不仅是一项技术工程,更是一项社会工程,公平是健康城市的基本原则。一个真正的健康城市,不只是一个"锦上添花"的城市,更应是一个"雪中送炭"的城市,它更应致力于关注弱势群体的健康改善,近年来世界卫生组织在文件中反复强调这一点。世界卫生组织西太平洋地区健康城市联盟秘书长中村桂子甚至认为,健康城市联盟的未来,就是培养健康的人群,而工作的重中之重就是努力改善城市弱势群体的健康状况。

目前,在建设健康城市的过程中,不论是发达国家,还是发展中国家都比较注重健康与公平之间的关系,相关资源日益向弱势群体,如残疾人、老年人等群体倾斜，尤其是关注残疾人的健康力度更大。例如韩国济州市推行以社区为基础的康复计划。济州市有 55 万人，其中有 2 万人是伤残人士，由于绝大多数伤残人士都在家中居住，因此济州市以社区开展康复活动为主，为残疾人开展工作，工作做得十分细致。在大规模的调研以及体检的基础上，他们建立相关的数据库，详尽分析残疾人的病情、病因、主要的社会问题以及需求等，然后有的放矢地开展工作。如在为残疾人进行免费的体检过程中，工作人员发现肥胖是影响残疾人健康的普遍问题，他们给出了一系列减肥的建议，制定了减肥的措施。再例如中国香港援助残疾人的网络体系。香港虽然加入健康城市较晚，但关注弱势群体健康方面仍然走在世界前列，已经初步形成了援助残疾人的网络体系。香港西贡区共有 50 多个康复中心提供康复服务，对不同年龄的残疾人给予帮助。全区还有 23 家医院为残疾人提供医疗服务，医疗服务领域范围广泛，从最基本的培训到帮助就业培训均包括在内。全区还有教育中心，主要为残疾儿童提供学前帮助。在援助残疾人的过程中，香港医务人员以及社会工作者十分注重调动残疾人积极性，让他们参与到相关活动与治疗之中，另外十分注重形式的多样性，既有教育培训，又有相关活动，还有残疾人自身的交流等。

（三）社区行动在健康城市建设中的作用日益加强

社区在人们的健康促进中起着重要作用。一个人一生中绝大部分时间是在社区中度过的，社区不仅是人们的居住场所，同时也是人们的精神家园，与人的身心健康有着紧密的关联。社区在建设健康城市中也有着重要作用，社区是健康城市的细胞工程，没有健康的社区，就没有健康的城市。不仅如此，健康城市建设还离不开市民的广泛参与，而社区就是公民参与的极好平台。综上原因，健康城市的建设离不开社区行动。1986 年世界卫生组织《渥太华宪章》公布了健康促进所依赖的五大领域，社区行动位列其一，这是对社区作用的充分肯定。进入 21 世纪以后，社区行动在健康城市建设中的作用更是日益强化，不仅发达国家如此，发展中国家也是这样，主要体现在以下几个方面。

首先是以社区为基础的组织行动。社区的优势在于社会资本，这在促进人们的健康中比较关键。世界不少城市都注重在社区中发展"自组织群体"，如各种各样的病人之间组成的组织。由于同患一种疾病，这些组织方便病人之间进行交流，这种交流对于克服疾病大有裨益，同时这种交流也有利于改善病人的精神状况，而良好的精神状况对于健康恢复也具有重要作用。

其次是以社区为基础的项目行动。通过项目推动健康城市建设，是目前世界各个城市的普遍做法。政府的项目具有宏观性与全面性特点，但欠缺针对性。政府的项目要想真正落到实处，离不开社区的工作。社区具有微观性与针对性的特点，不仅有助于项目目标的实现，而且能使项目低成本的运作。因此，目前在健康城市的建设中，政府出资投入项目委托社区具体运作的趋势十分明显，这在美国、日本、西欧、韩国大多数城市以及一些发展中国家部分城市中较为普遍。

最后是和谐社区建构行动。社区不仅是一群人的简单"拼凑"，而且是一群人的有机"整合"，一个人际和谐的社区是健康城市必不可少的组成部分。尤其在发展中国家，随着城市化的进展，大量农村人口的涌入，社区人口异质性变强，社区的和谐更是不可忽略的问题。当今世界，不少城市都开展了促进社区和谐的相关项目，旨在把不同语言、文化以及社会背景的居民融合在一起，创造良好的社区环境。

（四）培养健康的生活方式成为健康城市建设的共识

健康与生活方式息息相关。随着医疗卫生水平的改善以及人们生活水平的日益提高，对人们健康威胁最大的因素由恶性传染病，逐渐转向一些慢性非传染性疾病，而这些慢性非传染性疾病主要是由不良生活方式导致的。具体而言，当今世界，尤其在城市中，人群中广泛存在饮食不合理、运动少、吸烟、酗酒等不良生活方式，导致了糖尿病及高血压等心脑血管疾病的发病率急剧上升，严重威胁着人们的身体健康。

生活方式是个人的事情，因此不能采取强制手段予以扭转，正如美国卫生与公众服务部部长迈克·莱维特所言，"你不能依靠法规和惩罚措施创造出一个健康的文化氛围"。但这并不表明政府在推进健康生活方式中是不作为的。恰恰相反，目前，培养健康的生活方式已经成为健康城市建设中的共识，只不过采取的手段是宣传教育而非强制性手段。不良的生活方式很大程度上是人们缺乏相关知识所造成的，在发达国家也是如此。因此进行广泛的宣传教育，是塑造良好生活方式所不可或缺的环节。目前，全球几乎所有城市都加大了宣传健康生活方式的力度，这种宣传活动，大多由政府直接推动。例如美国政府每5年会推出一套新的健康饮食指南，告诉人们应该吃什么、怎样吃才能保证健康。日本市川市市长专门任命了1818位60岁以下的人作为健康饮食的宣传员，深入社区进行健康饮食方面的宣传活动。另外该市还定期组织一批社会力量，深入禁烟区域宣传吸烟的危害。

（五）健康城市网络建设在全球日益展开

随着全球化的不断深入，健康城市网络建设是十分必要的。目前全球化正如火如荼地开展，全球各国、各地区之间物质流、能量流、人流密度大、流动快，既给各国各地区带来了福利，同时也带来一定的威胁。人类最近几次大的公共卫生事件，如流感、"非典"、禽流感等，就验证了这一点。疾病尤其是恶性传染病的传播，并不受行政区划的束缚，而是受自然规律的支配。许多健康问题的解决，需要区域与全球携手共进。另外，建立健康网络，各个城市之间进行交流，可以取长补短，节省成本，有利于工作更好地开展。

目前，在国家层面上，健康城市网络正如火如荼地构建。一些发达国家，如澳大利亚、日本等，有着很强的健康城市网络。日本的健康城市网络已经举行了两次国家性的会议，就建设健康城市的经验，进行了广泛的交流，取得了良好的效果。一些发展中国家，也进行了健康城市网络的建设，如马来西亚的健康城市网络已经比较完善，柬埔寨目前也在积极构建健康城市网络。

区域性及全球性的健康城市网络目前也正在建构中。在区域性的健康城市网络建设方面，欧洲是走在前列的。与经济一体化相类似，欧洲的许多城市正在努力合作，不断推陈出新，共同交流经验，这使所有的城市都开始受益。在全球性的健康城市网络建设方面，目前全球已有2000多个城市开展健康城市运动，很多城市之间开始了合作，并催生了世界性的组织——世界健康联盟。世界健康联盟于2003年成立，初始会员有25个。自成立以来，世界健康联盟召开了两次大会。第一届世界健康城市联盟大会于2004年在马来西亚古晋市召开。第二届世界健康城市联盟大会于 2006 年在中国苏州市召开，来自 19 个国家与地区的健康城市联盟会员、健康城市建设的市长以及专家学者 400 多人出席了大会。各国代表广泛交流了经验。健康城市联盟自成立以来成员在不断增加。到 2007 年，已经有 75 名成员，这个队伍目前仍在不断壮大。

（六）多组织合作成为健康城市建设的组织架构

影响一个人健康的因素（即健康决定因素）众多，因此健康城市的建设必然十分复杂与艰巨。对于这样一个复杂的系统工程，仅靠单一组织推动是远远不够的，而是需要多组织的合作与互动。目前，多组织合作已经成为健康城市建设的组织架构，但发达国家与发展中国家之间还是有一定区别的。

在发达国家，由于具有比较成熟的公民社会，多组织合作主要体现在政府、非政府组织以及社区三者之间的互动与合作上。三者有机结合，互为补充，相得益彰。在政府层面，一些发达国家在推动健康城市建设的过程中，也是多组织互动：首先是市议会反映问题、反映民意以及进行决策，其次由专门性组织——建设健康城市委员会进行传达与倡导，最后由市政府各职能部门具体执行。

由于缺乏发育成熟的公民社会，加之建设健康城市的起步较晚。目前，大多数发展中国家的健康城市建设是政府主导模式。这其中也有一个演变过程。在建设健康城市的初期，卫生部门是主导部门。而随着健康城市建设的不断深入，多部门联动逐渐成为健康城市建设的趋势。我国就是这种多部门联动模式的典型，市政府下设建设健康城市领导小组，由卫生部门牵头，整合计划生育、民政、环保、公安、旅游、规划等各个部门，共同推进健康城市建设。随着公民社会的不断完善与成熟，发展中国家的非政府组织以及社区力量，在建设健康城市中的作用也将不断加强。

第二章 健康城市建设的内容及指标

第一节 健康城市建设的指导思想和基本原则

一 指导思想

坚持以习近平新时代中国特色社会主义思想为指导，全面贯彻党的十九大和十九届一中全会、二中全会、三中全会、四中全会精神，统筹推进"五位一体"总体布局，协调推进"四个全面"战略布局，坚持新时期我国卫生与健康工作新方针，以建设"健康鄂尔多斯"为统领，切实保障和促进以人民群众健康权益为出发点和落脚点，充分发挥政府的主导作用，深化体制机制改革，调动全社会与全民参与的积极性和创造性，将健康融入所有政策，人民共建共享，不断完善国民健康政策，加强卫生健康事业与健康产业的有机衔接，全民健身和全民健康的深度融合。以改革创新为动力，不断创新服务模式，营造健康环境，构建健康社会，优化健康服务，培育健康人群，弘扬健康文化，发展健康产业，改善健康公平，有效解决影响居民健康的因素，提升居民健康素养，提升居民健康获得感，全面构建与鄂尔多斯市经济社会发展水平相协调的升级版全民健康促进体系，不断满足人民群众日益增长的多层次、多样化的健康需求，将鄂尔多斯市建设成最适宜人居的健康城市示范市，形成新的经济增长点，为经济社会转型升级、社会和谐发展注入新的动力，推动鄂尔多斯市健康城市建设走在全国同类地区前列。

二　基本原则

（一）以人为本与可持续发展原则

健康是一种基本人权，是人类基本的生存权和发展权。当今世界对城市的存在和发展提出了很多新的要求与期望，强调城市规划、建设与管理应以人的全面发展为中心，强调人与经济、社会、环境的和谐统一与可持续发展，其中维护与促进人的健康始终是城市化进程中的关键环节，健康城市建设发展的核心点即在于提高全民健康素质，促进人的全面发展。因此，健康城市建设必须围绕这一核心目的与要求，充分体现健康城市建设管理与经济社会发展的协调关系。既要反映人的健康状况，又要反映城市建设与经济社会发展的协调状况，在此基础上进一步追求健康城市的可持续发展，以正确反映健康城市的功能定位与发展状况，促进经济社会发展的良性循环、和谐进行。

坚持以人为本、一切为了人民健康的宗旨，秉持"大卫生、大健康"理念，从健康影响因素的广泛性、社会性、整体性出发，把增进人民健康作为城市发展的首要目标，同时也作为经济社会发展的基本出发点和落脚点。实施"把健康融入所有政策"的策略，强调预防为主，全方位、全周期保障人群健康，同时要兼顾不同人群的健康需求，尤其要重点关注弱势群体的健康需求，因地制宜、有针对性地制订健康干预模式，以控制各种危险因素，促进健康公平，加快形成有利于健康的生活方式、生态环境和经济社会发展模式。

（二）整体性与协调性原则

健康城市的建设，首先应遵循整体性原则。这是因为，从生态学意义上而言，城市是一个生态系统。该系统是在人类适应自然和改造自然的基础上建立起来的复杂网络体系，可以说是人类改造自然的产物。该系统中各个因子相互联系，共同发挥作用。城市生态系统是健康城市的本源，该生态系统中各因子能否健康有序发展，决定着健康城市的运行效果，如果各因子不能有效耦合、有序运行，那么在系统中的人的健康就会受到影响。

因此，健康城市建设不仅要注重环境的建设和经济的发展，更要关注社会、经济和环境的协同作用和产生的整体效益，应在整体协同发展的前提下推动城市健康发展。

另外，对于一个城市而言，社会、环境和人群等这些大要素要协调发展，每一个大的要素又涵盖许多小的要素，例如社会这一大要素涉及文化、制度、风俗等，这些小的要素也要协调发展。就人群的健康而言，需要生理、心理、社会适应能力和道德四大方面的协调发展。每一层级的要素均很重要，这就如"木桶理论"所阐释的现象：整个木桶的容量不是由最高的木板决定的，而是由最低的木板决定的。因此，健康城市的建设，不能忽视任何一个要素的作用，要积极寻找短板因素，并努力补齐，力求健康城市的各个要素能协调发展。

政府主导，共建共享。强化政府对健康城市建设的领导、保障、管理和监督责任，将健康城市建设贯穿于政府各项工作领域。坚持"共建共享"，发挥政府部门、社会和个人的责任，共同应对城市化发展中的健康问题。充分发挥各级政府的主导作用，从供给侧和需求侧两端发力，整合全社会资源，加强部门协同机制，加大人力、物力、资金投入和政策保障，调动社会各界的积极性和主动性，形成人人参与、人人建设、人人共享的健康城市建设新氛围。

（三）公平性与参与性原则

追求社会的公平与公正一直是社会主义的一个基本目标和核心价值，也是社会主义的魅力所在。健康城市的建设，关注城市中所有市民的权益。包括不同民族、不同年龄、不同性别、不同收入水平等的市民。人人均应享受平等的健康权，所有市民均应平等享受城市中的基础设施、健康服务、教育资源等。因此，一个健康城市应是一个"雪中送炭"的城市，而不仅仅是一个"锦上添花"的城市。缺乏公平这一前提，就是缺乏全民性的基础，健康城市就不是真正意义上的健康城市建设。因此，健康的公平性要求我们在健康城市的建设中，应兼顾不同人群的利益诉求。尤其关注弱势人群的利益，例如老年人、残疾人、贫困人群等。

健康城市强调政府承诺、部门间合作和社区居民的共同参与。世界卫生组织有关健康城市建设的十条标准中，有两条是关于公众参与的，可见只有人人参与，才是真正意义上的健康城市建设。也就是说，健康城市的建设不只是卫生部门的事务，而是城市中所有部门应关注的事务；健康城市也不只是行政部门的责任，而是每位市民应关心的问题。

（四）动态性与差异性原则

健康城市建设是一项长期的系统工程，涉及方方面面，是一个不断发现问题、解决问题的长期、动态和连续的过程，而且每个阶段工作的重点和难点也不一样。要坚持以问题需求为导向，制定科学合理的评价指标体系，定期开展阶段性评估。要摒弃发展仅仅是经济增长的错误观念，正确处理好经济建设与生态环境保护、物质文明与精神文明和社会文明的关系，坚决杜绝以牺牲生态环境、社会文明和人的健康为代价的发展行为。统筹人与自然的和谐发展，统筹经济社会与生态环境协调发展，统筹推进健康城市建设各项工作，解决好每个阶段健康领域的突出矛盾和关键问题，达到维护和保障人群健康的目的，给人民群众带来实实在在的健康幸福感、获得感。

健康城市的建设不是一蹴而就的，而是不断动态发展的。它谋求的不应是一个结果，而应该更注重建设的过程。各城市应根据经济社会发展过程中影响市民健康的主要危险因素，提出一个阶段性目标，通过健康促进行动逐步减少或消除危险因素，以实现该阶段的承诺，在这一过程中还要不断关注新出现的危险因素，为下一阶段目标的制定奠定基础。可见，健康城市的建设过程是不断推进的过程。因此，在健康城市建设过程中，应秉承可持续发展的思想，兼顾不同时间、空间，合理配置资源，以谋求城市更好、更健康的发展。

虽然世界卫生组织提出了健康城市建设的一般标准，但是并没有给出一套可以比较衡量的定量指标体系。毕竟，各城市的文化传统、风俗习惯、社会经济发展水平、人口特征等不尽相同，城市治理模式、公众之间的关系等也各有特点，不可能遵循同一条标准。世界卫生组织鼓励各城市根据自身特点来开展健康城市建设项目。我国幅员辽阔、人口众多，各地区人群的健康需求和风险因素各不相同，在健康城市建设过程中，应根据健康城市的内涵和特征，结合本地特色和期望达到的成效，研制具有本地区特色的健康城市评价指标体系和发展路径。

三　建设目标

（一）总体目标

到 2020 年，率先建立起与鄂尔多斯高水平全面建成小康社会相适应的卫生健康制度体系和治理体系，使覆盖城乡居民的基本医疗卫生制度更加健全，健康环境更加绿色宜居，健康细胞工程广泛开展，健康产业更具竞争力，较好地满足人民群众多层次、多样化的卫生健康需求。使健康的公平性和可及性明显提高，人均预期寿命进一步延长，人群主要健康指标达到高收入国家水平，位居全国市级城市前列，全面打造成为全国健康城市试点示范市，实现人人享有较高水平的卫生健康服务。

（二）具体目标

第一，居民健康素质明显提高。全市居民人均预期寿命达到 81.7 岁，孕产妇死亡率和婴儿死亡率分别控制在 7.0/10 万和 3.0‰以下，重大慢性病过早死亡率下降到 9.8% 以下，法定报告甲乙类传染病发病率控制在 178.0/10 万以下，居民健康素养水平达到 27%，城乡居民健康素质差异进一步缩小。

第二，健康环境更加宜居。城区绿化覆盖率提高到 40%，空气质量优良率达到 90% 以上。生活垃圾无害化处理率保持在 100%，公共厕所密度达到 3.50 座/千米^2，农村无害化卫生厕所普及率达到 90% 以上。

第三，健康服务和保障水平明显提升。政府财政投入力度进一步加大，卫生健康资源配置进一步优化，每千常住人口执业（助理）医师数、注册护士数分别达到 3.30 人、3.71 人，每千常住人口医疗机构床位数达到 6.05 张。基本公共卫生服务实现全覆盖，儿童国家免疫规划疫苗接种率保持在 95% 以上，健康服务体系与健康保障体系更加优质均衡，县域内就诊率达到 90% 以上，智慧医疗覆盖率达到 80% 以上，居民健康城市建设总体满意度达到 95% 以上。

第四，健康社会支撑条件更加稳固。居民基本医保住院费用实际报销率达到 73% 以上。推进全民健身行动，居民人均拥有体育场地面积达 2.7 平方米以上，每千常住人口社会体育指导员达到 4.0 人，居民体质明显增强。居民饮用水水质合格率达到94%以上，突发公共卫生事件应急处置能力明显提升。

第五，健康产业繁荣发展。健康产业发展环境进一步优化，健康消费能力明显增强，产业规模不断扩大，结构持续优化，健康管理、健康信息和健康保险等新业态龙头品牌企业发展壮大，健康产业更具竞争力，健康产业总规模占GDP比例达到4.15%以上。

第二节　健康城市的主要领域

作为一个系统性工程，健康城市围绕提高居民健康水平，其建设主要涉及以下领域。

其一，政治领域（领导参与、政策制定）。健康城市建设要求城市领导人、管理者从战略高度重视健康城市建设，根据社会经济、文化教育的需要和可能，全面确立城市的功能定位，提出与世界卫生组织目标相吻合的、符合实际的健康城市可行性规划，并在组织、经费及政策方针等方面给予大力的支持。

其二，经济领域（就业、收入、住房）。健康城市要求以经济建设为中心，实施可持续发展战略，促进国民经济持续、快速、健康发展，提高人民群众生存质量和健康水平，努力创造就业机会，增加市民收入，改善居民住房条件等。

其三，社会领域（文化、教育、福利、保障）。健康城市要求通过健康城市运动，动员广大群众积极参与和管理影响他们生活、卫生和健康的决策，提高公众对健康的行为、生活方式和习惯的认识，促进文化、教育、福利、保障等各项社会事业的全面发展，为广大市民提供一个祥和、安定、文明向上的社会环境。

其四，生态环境（生态平衡、污染控制和资源保护）。健康城市要求不断改善自然、社会环境，为市民提供一个干净、卫生、安全和高质量的自然环境，建立一个长期稳定的生态系统，使广大市民得以享受清洁的饮水、清新的空气和无污染的食物，享受蓝天、碧水、葱翠如茵的绿树和草坪。

其五，生物、化学和物理因素（医疗卫生技术及其服务和营养供给及其安全卫生等）。健康城市要求坚持"预防为主"的方针，重点加强卫生防治和妇幼保健工作，依法加强食品卫生、公共场所卫生和传染病防治，切实控制传染病、职业病、地方病、食物中毒和社会行为性疾病的传染和流行，让广大市民喝上放心水，吃上放心肉、放心菜。

其六，社区生活（健康的社区邻里关系、文明的风尚等）。健康城市要求广泛、深入开展以健康教育、环境教育为主的健康城市市民教育活动，培养文明、健康、向上的行为方式，丰富业余文化娱乐生活，使市民自觉讲文明、讲道德，安居乐业，互相友爱。

其七，个人行为（心理卫生、行为矫正和健康生活方式的鼓励等）。健康城市要求重视心理卫生、心理保健，积极开展健康教育、健康促进活动，通过广泛的宣传教育，消除居民中存在的有害健康的行为习惯和不良生活方式，全面地、综合地提高市民健康水平，保证他们都能享受更长的健康生活、时间和达到平均期望寿命。

第三节　健康城市的构成

2016年10月25日，中共中央、国务院印发了《"健康中国2030"规划纲要》，正式指出"把健康城市和健康村镇建设作为推进健康中国建设的重要抓手"，并提出了到2030年我们将要实现的重要目标，即"建成一批健康城市、健康村镇建设的示范市和示范村镇"。准确理解新时代城市健康的新理念要掌握五个维度。

一　健康环境

党的十八大以来，对于生态文明建设的认识高度、实践深度、推进力度前所未有，把发展观、执政观、自然观内在统一起来，纳入"五位一体"的总体布局。中共中央、国务院把生态文明建设摆在更加重要的战略位置，融入执政理念、发展理念中，将提高环境质量，加强生态环境综合治理，加快补齐生态环境短板作为当前的核心任务，并做出了一系列重大决策部署。

2016 年，中共中央办公厅、国务院办公厅印发了《生态文明建设考核目标评价考核办法》，国家发展改革委、国家统计局、中华人民共和国环境保护部、中央组织部印发了《生态文明建设考核目标体系》，形成了"一个办法、两个体系"，建立了生态文明建设目标评价考核的制度规范，并于 2017 年 12 月 26 日首次发布了《2016 年生态文明建设年度评价报告》，作为督促和引导各地区生态文明建设的"指示剂"和"风向标"，从而使"绿水青山就是金山银山"的发展理念深入人心，生态优先的绿色基因牢牢在民众中扎根，使建设美丽中国成为全民共识。健康的生态环境首先要保证生态安全，其次就是不能"独善其身"地保护一个城市的生态环境。

（一）确保生态安全

生态安全是指生态系统的健康和完整情况。是人类在生产、生活和健康等方面不受生态破坏与环境污染等影响的保障程度。它包括两个方面。一是保障人类生态系统不退化，主要指防止环境质量下降与资源、能源减少等对人造成的伤害与威胁。环境质量下降与资源、能源减少对人造成的伤害与威胁并不是直接的，而是潜移默化的，它主要是通过削弱社会经济可持续发展的能力给人们的生存带来威胁。二是保障人体不受损。环境污染对人体产生直接影响，导致人们健康受损，尤其污染超过一定标准时，会对人体健康造成严重影响。因此要确保生态安全，就必须把污染控制在一定标准之内，其是生态安全的下限，在标准之内尽可能减少污染，则是生态安全的上限。

（二）不能"独善其身"地保护生态环境

建设健康城市首先要保护好城市的生态环境，确保城市生态安全。但这还远远不够，还要注重区域、城市之间的生态联系，并为之付出努力。地球是一个整体的生态系统，任何部分都存在着有机联系，任何一部分的环境变化，都影响着系统整体与系统其他部分。美国生态学家洛伦兹做过精辟的比喻。他说："在巴西，一只蝴蝶扇动翅膀，在美国得克萨斯州会引发一场龙卷风。"行政区域只是我们的主观划分，而生态联系则是客观存在的。普遍联系这种生态规律，是不会因为人为的行政区域划分，就会加以改变的。人类拥有共同的大气层、共同的水圈，共同的生物圈，这是不分国界的。以臭氧层危机而言，其造成的损害不是指向哪个国家，而是人类整体。从历史上看，人类历史上历次大的疾病灾难，都是生态系统开放性所导致的。14世纪欧洲著名的淋巴腺鼠疫，中亚就是始作俑者。中亚感染淋巴腺鼠疫的动物，携带着感染病毒，先是扩散到我国。1331年，瘟疫在我国爆发，给我国造成了巨大损失。这之后，疾病沿着商队路线于1346年传到克里米亚，而后传到地中海。疾病被载有黑鼠与传染病跳蚤的船只载到整个欧洲，造成了人类著名的"黑死病"悲剧。古代社会尚且如此，在今天全球化如火如荼的现代社会中，在全球系统间的物质流、能量流、人流等密度大、流动快的背景下，任何国家、任何地区都不可能游离全球一体化之外，独善其身。从人类最近的几次大的公共卫生事件，如流感、"非典"、禽流感等疾病来看，就可以验证这一点。疾病，尤其是恶性传染病的传播，并不受行政区划的束缚，而是受自然规律的支配。许多健康问题的解决，需要全球携手进行，狭隘的构建"独善其身"似的健康城市，不仅做不到，而且不必要。

二　健康社会

使健康优先体现在社会生活全过程，经济社会发展规划中突出健康目标，公共政策制定实施中向健康倾斜，财政投入上保障健康需求，切实维护人民健康权益，以"人人享有健康"为目标，促进全社会的健康公平。为市民提供更加公平的教育、住房、就业环境以及更加公平的社会保障制度，缩小城与乡之间、区域与区域之间、群体与群体之间的社会保障差距。一是完善社会保障。提高医疗保障水平，建立健全城乡居民大病医疗救助制度。进一步健全社会救助体系，保障特殊群体也能有尊严地生活，努力实现基本养老、基本医疗保险，保障人群基本被覆盖。二是促进基本公共服务均等化。进一步支持慈善事业发展，逐步拓展社会福利保障范围，努力实现对城镇常住人口基本公共服务的全覆盖。三是提高公共体育设施的普及性。将全民健身计划、城乡体育设施建设、体育产业发展等纳入本地区国民经济和社会发展规划。四是强化安全保障。加强生产安全制品。落实安全生产责任，加强社会治安综合治理。坚决防止重大安全事故，切实保障人民群众生命、财产安全。

健康的社会环境内涵更为复杂，但归根结底，以下几个方面是不可或缺的。

（一）坚持政府主导

政府应充分认识到健康是城市发展的基础，促进健康和社会发展是政府的核心义务和职责，必须从保护与促进市民健康的高度，做出健康城市建设的正确决策。政府是健康城市建设的主导者、组织者和实施者。实践证明，政府的政治承诺是实现健康城市建设可持续发展的先决条件。政府决策部门应该对健康城市的建设做出明确的政治承诺，列入城市发展规划，同时建立政府协调机构（如我国的爱卫会），组织协调社会各部门，全面动员全社会和公众共同参与。回顾我国先期开展健康城市建设的城市，主要做法有成立健康促进委员会、健康城市领导小组等领导协调机制，建立健康城市建设联席会议等长效工作机制。但是其成员单位多为政府部门，缺乏社会组织和群众代表的参与，可能导致健康城市行动仅成为政府的一项行政行为。

（二）社会公平

健康与公平之间是息息相关的。身体健康与公平关联很大，因为社会公平直接决定着物质产品、医疗资源等的分布性与可达性，而物质产品、医疗资源又直接关系到人的健康水平。心理健康与公平关联更大，在一个不公平的社会环境下，人们之间不可能充满爱心与友善，更多的是冷漠与侵犯，成长在这样的社会环境中，于健康无益。关于社会公平，人们已经用基尼系数予以衡量。关于社会公平与健康水平之间的关系，人们也开始进行研究，研究证明：世界上人均寿命最高的国家，不是人均收入最高的国家，而是人均收入较高但基尼系数最小的国家，从侧面说明社会公平对于健康的重要性。

（三）公众参与

健康城市的宗旨是人人享有健康。而要实现这一宗旨与本质，其重要前提是离不开广泛的公众参与。为此提升健康城市宣传策划的能力，构建科学、高效的传播环境非常重要。针对健康城市建设的不同阶段，传播的内容侧重不同。如初期重点以宣传健康城市的理念、健康城市建设的意义等为主，营造建设健康城市的氛围，提高人民群众的认知度和接受度，让其关注并主动参与到建设中来；在健康城市建设实施和维续阶段，则需要通过持续地传播以最方便快捷的方式向公众提供其最需要的健康信息与服务，提高受众的健康素养和健康水平，并不断强化健康在地方政府和各部门决策中的优先权。

从逻辑上讲，健康城市建设是为了居民的健康，而居民自身都不参与，就会形成"主体缺位"，难以行得通。从实际上讲，一个人能否拥有健康，是内因与外因的有机结合，影响因素众多，相关研究发现目前国内外健康城市项目尚未形成系统、科学的传播环境，传播环境及方式单一，主要集中在相关职能部门、事业单位和社区的组织传播，面向大众的传播少，城乡居民对健康城市的知晓率普遍较低、参与率低，且存在参与主体不平衡，参与领域狭窄、参与活动零散化的问题。此外，人群健康素养整体处于较低水平，也是健康城市建设的薄弱环节。

即使从任务的角度出发，健康城市的建设也离不开公众参与。健康城市是一个社会系统工程，围绕着提高人们的健康水平，包括经济、社会、文化、环境等方面。这样一个浩大工程，仅依赖政府是"独木难支"的，必须依赖公众参与，才能为健康城市夯实基础。

（四）社会力量整合

健康城市的发展涉及医药卫生、城市建筑、交通环境、社会经济等多方面，需要卫生及其他各部门的参与协作，从社会、经济、环境全方位解决健康问题，充分体现了将健康融入所有政策（HIAP）的理念。只有政府所有部门将健康城市建设作为部门的主要工作，将健康作为制定政策的优先考虑内容，明确工作目标、职责和任务才能更好地实现健康的发展目标。但是也有研究指出：尽管建立起了多部门合作机制，然而目前在实施中仍各自为政，沟通较少，资源没有整合，很难形成合力。同时除了政府职能部门、区县政府外，还需要组织协调，建立专家咨询、非政府组织参与的途径等。

要建设好健康城市，必须发挥政府、社会组织、企业、社区、志愿者等作用以充分调动资源，投身该项事业之中，而且应依据这些主体的各自优势，进行分工协作。资源互相依存理论认为，在健康城市建设中，各个主体必须相互依赖，没有任何一个机构能够掌握充足的资源处理所有的问题，即使是政府。健康城市建设必须成为政府部门、私营部门、第三部门及公民个体等多主体的公共体系。政府具有宏观性、全面性及权威性特点，社会组织具有草根性、信息灵活性等特点。社区具有情感性、地域性等特点，企业具有信息反馈快、自发调节性等特点，这些主体分工协作能够提高效率、促进公平，保障健康城市事业的可持续发展。

三　健康服务

健康城市建设要求公共卫生运动和策略实现从重点疾病防治转向健康能力构建。一是健全基本医疗卫生服务体系，使其构建与国民经济和社会发展相适应。二是深化医疗体制改革。更加注重改革的整体性、系统性、协调性，更加注重医疗、医保、医药"三医联动"，以建机制为重点加快五项基本医疗卫生制度建设，努力用中国办法破解医疗难题。三是夯实公共卫生服务。推进基本公共服务卫生均等化，更加精确对准和满足多层次、多样化、个性化的健康需求。四是推进健康服务信息化。打造"健康管理平台"，不断提升自动化、智能化健康服务信息水平。实现全员的人员信息、电子健康档案和电子病历三大数据库基本覆盖所在地人口。

四　健康文化

生理健康就是人体生理功能上健康状态的总和。世界卫生组织关于生理健康的定义是："健康，不仅指一个人没有症状或是疾病表现的状态，还是指有良好的生理、心理状态及社会适应能力。"根据这个定义，健康要包括躯体的生理、精神心理和社会环境的适应能力三个方面的健康。过去将生理健康定义为："能够精力旺盛地、敏捷地、不感觉过分疲劳地从事日常活动，保持乐观、蓬勃向上以及具有应激能力。"

随着我国城镇化推进的速度加快，城市人口密度越来越大，加之我国主要矛盾发生了变化，人民群众对全面建成小康社会美好生活的追求激发了多层次、多样化的健康需求，使得卫生与健康事业发展面临着新的挑战。弘扬健康文化，一是要加强健康文化的教育与促进。提升健康素养，通过深入推进全民健康素养、健康中国等卓有成效的活动，使各地以城市和社区为平台，实现从重点疾病防治转向健康能力构建。二是要建立健康社会风尚。积极培育和践行社会主义核心价值观，推进以良好的身体素质、精神风貌、生活环境和社会氛围为主要特征的健康文化建设，在全社会形成积极向上的精神追求和健康文明的生活方式。鼓励和支持健康文化产业发展，创造出更多群众喜闻乐见的健康文化作品，不断满足人民群众日益增长的多层次健康文化需求。三是大力开展健康科普活动。通过各种媒体重点办好健康保健、养生等各类节目，制作和播放健康公益广告，利用"世界卫生日""世界无烟日""全国高血压日"等主题日开展健康文化宣传教育活动，做好健康文化科普宣传工作，积极培养健康文化科普人才。

五　健康人群

何为健康的人？从古至今都是仁者见仁、智者见智。尽管争论比较大，但到目前为止，相对共识的标准是健康的人是躯体健康、饮食健康、行为健康、心理健康以及道德健康的统一体。以上五大健康是平衡健康的五大基石。只有这五大健康要素达到了整体平衡，和谐统一，人真正的心身健康才得以实现。当然躯体健康、饮食健康、行为健康、心理健康以及道德健康的标准也是多种多样的。

（一）躯体健康

关于躯体健康，世界卫生组织给健康提出了"五快"标准。其一，吃得快。进食时有良好的胃口，不挑剔食物，能以正常速度吃完一餐饭，说明内脏功能正常。其二，走得快。行走自如，活动灵敏，说明精力充沛，身体状况良好。其三，说得快。语言表达正确，说话流利，表示头脑敏捷，心肺功能正常。其四，睡得快。一旦有睡意，上床后能很快入睡，且睡得好，睡后精神饱满，头脑清醒，说明中枢神经系统兴奋，抑制功能协调，且内脏无病理信息干扰。其五，便得快。一旦有便意，能很快排泄完大小便，且感觉良好，说明胃肠、肾功能良好。世界卫生组织在"健康十标准"中也有几条是涉及躯体健康的：如能够抵抗一般性感冒和传染病；体重得当，身体均匀，站立时，头、臂、臀位置协调；眼睛明亮，反应敏锐，眼睑不发炎；牙齿清洁，无空洞，无痛感，牙龈颜色正常，无出血现象；头发有光泽，无头皮屑；肌肉、皮肤有弹性，走路感到轻松等。

（二）饮食健康

关于饮食健康，争论更是有很多，有专家总结了20条金律。①吃饭时挺直腰背。②特别饿时喝点粥。③每餐间隔4—6小时。④先吃爱吃的食物。⑤饭后别马上用脑。⑥吃饭时不谈扫兴的事。⑦早饭吃热的。⑧饭后半小时再喝茶。⑨晚上别吃冷饮。⑩饭后甜点要少吃。⑪多吃深色蔬菜。⑫动、植物油混着吃。⑬吃饭环境要安静。⑭别一个人吃饭。⑮骨头汤加点醋。⑯每天吃一次纤维食品。⑰多嚼硬的食物。⑱细嚼慢咽。⑲少吃盐。⑳调味品别滥用。

（三）行为健康

关于行为健康，标准也很多。《国家卫生城市居民健康行为规范》指出，行为健康应有如下条件：其一，保持乐观情绪，创造良好的人际关系，适应社会变化，保持家庭和睦，享受健康的生活方式，提高生活质量，坚持适度锻炼，增强体质，有病及早治疗；其二，合理饮食，粗细搭配，低脂、低盐，不暴饮暴食；其三，不吸烟，少饮酒，来客不敬烟，并积极劝阻他人吸烟；其四，生活规律，起居有常，睡眠充足，劳逸结合；其五，注意个人卫生，坚持饭前便后洗手，勤洗澡，勤理发，早晚刷牙，勤剪指甲，勤晒被褥；其六，注意饮食卫生，不吃腐烂变质、过期食物，冰箱定期清理，储存食物时间不宜过长；其七，自觉维护公共卫生，不随地吐痰，不乱扔杂物，不乱倒垃圾，不随地便溺，不乱倒污水，配合做好垃圾袋装化工作；其八，爱护城市绿地、花木、围栏、果皮箱等公共卫生设施，不在建筑物和公共设施墙面上乱涂乱画、张贴广告，保护环境卫生清洁美观；其九，不在社区乱堆、乱放杂物，不在居住区内乱搭乱建；其十，城市社区内禁止饲养家禽家畜，积极开展"爱国卫生"工作。认真学习和遵守各项卫生法规、规章和公约，自觉遵守交通规则。

（四）心理健康

关于心理健康，争论当然也有很多，世界卫生组织认为良好的心理状态应包括情绪的稳定、心理的成熟等，具体标准如下：其一，对环境有较强或很强的适应力，能根据环境的需要改变自己；其二，充分了解自己，能正确评价自己的能力，做到自尊、自悦和悦人；其三，生活目的切合实际，包括个人所从事的事业多为实际的、可能完成的工作，家庭目标的实现也是如此；其四，与现实环境保持一定接触，能承受生活中的挫折和打击，无过度幻想；其五，能保持人格的完整与和谐，个人的价值观能视社会标准的不同而变化，自我意识和社会化程度都较好；其六，具有从经验中学习的能力；其七，在集体中能与他人建立并保持和谐的人际关系；其八，能适当地发泄情绪；其九，在不损害社会和集体利益、不影响他人的原则下，达到个性的发挥；其十，在不违背社会规范的前提下，对个人的基本需求作恰当的追求，并具有满足此种需求的相应能力。

心理健康，指人的内心世界丰富充实，处事态度和谐安宁，与周围环境保持协调均衡。心理健康包括两层含义：一是自我人格完整，心理平衡，有较好的自控能力，有自知之明，能正确评价自己，并能及时发现并克服自己的缺点；二是有正确的人生目标，不断追求和进取，对未来充满信心。我国有专家认为心理健康可用"三良好"来衡量。①良好的个性：情绪稳定，性格温和，意志坚强，感情丰富，胸怀坦荡，豁达乐观。②良好的处世能力：观察问题客观现实，具有良好的自控能力，能适应复杂环境的变化。③良好的人际关系：助人为乐，与人为善，有好人缘，保持心情愉快。

（五）道德健康

道德健康即从道德的观念出发，每个人不仅对个人健康负有责任，同时对社会健康承担义务。2001年中共中央印发的《公民道德建设实施纲要》，把公民基本道德规范集中概括为20个字："爱国守法、明礼诚信、团结友善、勤俭自强、敬业奉献。"我国的公民道德建设，对于提高公民的思想道德素质、培养道德健康的市民有着重要作用。社会主义道德建设要坚持以为人民服务为核心，以集体主义为原则，以爱祖国、爱人民、爱劳动、爱科学、爱社会主义为基本要求，以社会公德、职业道德、家庭美德为着力点。社会公德的基本内容是文明礼貌、助人为乐、爱护公物、保护环境、遵纪守法。职业道德的基本内容是爱岗敬业、诚实守信、办事公道、服务群众、奉献社会。家庭美德的基本内容是尊老爱幼、男女平等、夫妻和睦、勤俭持家、邻里团结。我们要积极开展群众性道德实践活动，提高城市居民的思想道德素质，促进城市居民的道德健康，鼓励人们发挥自己的主观能动性，通过爱自己和爱别人，保证社会成员都能获得平等的健康权利。

第四节 健康城市评价指标体系

一 世界卫生组织的健康标准

健康是一个动态的概念，随着社会经济、科学技术及生活水平的变化，人类对健康内涵的认识在不断深化。1947 年，世界卫生组织在其《世界卫生组织宪章》中开宗明义：希望健康不仅仅是没有病和不虚弱，而且是身体上、心理上、社会适应能力上三方面的完美状态。1990 年 WHO 对健康的阐述是：躯体健康、心理健康、社会适应良好和道德健康四个方面皆健全。根据 1990 年 WHO 对健康的阐述，健康市民指的是长期生活在城市中并且躯体健康、心理健康、社会适应良好和道德健康的居民。

1996 年 4 月 5 日，WHO 根据以往各城市开展健康城市活动的经验，公布了健康城市的 10 项标准。

一是为市民提供清洁安全的环境（包括住房）。

二是为市民提供可靠和持久的食品、饮水、能源供应，具有高效的垃圾处理系统。

三是通过富有活力和创造性的各种经济手段，保证市民在营养、饮水、住房、收入、安全和工作方面的基本要求。

四是拥有强大有效且相互支持的社区，其中各种不同的组织能够为了改善城市健康而协调工作。

五是能使其市民一道参与制定涉及他们日常生活，特别是健康和福利的各种政策。

六是提供各种娱乐和休闲活动场所，以方便市民之间的沟通和联系。

七是保护文化遗产并尊重所有居民（不分其种族或宗教信仰）的各种文化和生活特征。

八是把保护健康视为公众决策中不可缺少的组成部分，赋予市民选择有利于健康行为的权利。

九是不懈努力争取改善健康服务质量，并使更多市民享受健康服务。

十是使人们更健康长寿，更少受疾病的困扰。

健康城市的内涵是丰富的、动态的、富有个性的。世界上没有完全统一、一成不变的健康城市标准。建设健康城市要基于地方经济和社会发展水平，基于市民健康状况和健康需求，基于地方特色。健康城市是对健康的认识并一直努力改善它，不管目前的卫生状况怎么样，每个城市都能够成为健康城市，所需要的是对健康的承诺和获得健康的结构和程序方法。

前文所述的躯体"五快"和心理"三良好"，以人体生理活动的速度衡量各器官和系统的功能正常，以人在社会活动中的适应能力衡量心理健全，不仅符合科学逻辑，表达简洁、准确，而且生动、形象、生活化，易于人们判断自己是否健康。

社会适应性良好。指一个人的外显行为和内在行为都能适应复杂的社会环境变化，能为他人所理解，为社会所接受，行为符合社会身份，与他人保持正常的人际关系。

道德健康。指不能损害他人利益来满足自己的需要，能按照社会认可的道德行为规范准则约束自己及支配自己的思维和行为，具有辨别真伪、善恶、荣辱的是非观念和能力。

二 健康城市的指标系统

以下所列举的指标是目前在欧洲健康城市网络成员城市中普遍采纳的评价城市健康状况的指标体系，这也是目前比较成熟的一种评价方法。这个指标体系分成4个部分，包括31个指标。

（一）健康

（1）死亡率。

（2）主要死亡原因。

（3）低出生体重。

（二）卫生服务

（1）城市健康教育项目。

（2）预防接种率。

（3）每一位初级卫生保健医师服务的居民数。

（4）每一位护士服务的居民数。

（5）健康保险覆盖的人口比例。

（6）用外语服务的可获得情况。

（7）市议会对健康问题的关注。

（三）环境指标

（1）空气污染。

（2）水质。

（3）污水处理。

（4）生活垃圾收集。

（5）生活垃圾处理。

（6）绿地。

（7）遗弃的工业点。

（8）运动和休闲设施。

（9）步行设施。

（10）自行车道。

（11）公共交通设施可获得情况。

（12）公共交通覆盖范围。

（13）生活空间。

（四）社会经济指标

（1）没有合适住房的人口比例。

（2）无家可归。

（3）失业。

（4）贫困。

（5）儿童护理的可获得情况。

（6）妇女生育年龄。

（7）流产率。

（8）残疾人就业情况。

三　国外健康城市评价指标

合适的评价指标体系是开展和评价健康城市发展建设水平的关键。1992—1994 年，WHO 组织专家针对欧洲区的健康城市评价指标体系展开了评价和调整，最后设计了 4 个层面包括 32 项指标的评价指标体系（见表 2 -1）。

表 2 -1　　　　WHO 健康城市建设水平评价指标体系

一级指标	二级指标
健康 v1	全死因死亡率 w1
	死因统计 w2
	低出生体重率 w3
健康服务 v2	健康教育计划的开展情况 w4
	儿童完成预防接种计划的比例 w5
	每位初级卫生保健人员服务的居民数 w6
	每位护士服务的居民数 w7
	参与医疗保险的人口比例 w8
	用外语提供初级卫生保健服务的可获得性 w9
	市议会每年检查的健康相关问题的数量 w10
健康环境 v3	大气污染、水质、污水处理率 w11、w12、w13
	生活垃圾收集情况、生活垃圾处理情况 w14、w15
	绿地覆盖率、绿地可及性、闲置的工业用地 w16、w17、w18
	运动休闲设施、人行道、自行车道 w19、w20、w21
	公共交通、公共交通网络覆盖的范围、生存空间 w22、w23、w24
健康经济、社会 v4	住在不符合居住标准住房中的居民比例、无家可归者的人数 w25、w26
	失业率、收入低于人均收入者所占的比例 w27、w28
	托儿所的比例、残疾者受雇的比例 w29、w30
	不同年龄组产妇生产的活产儿所占的比例、流产率 w31、w32

四　国内健康城市评价指标

截至目前，国内已有多座城市开展了健康城市的相关建设，并且设计了相应的健康城市建设水平评价指标体系。中国城市发展研究会提出的指标体系对于健康城市的研究提供了一个国家性的标准，可为各省自行制定标准提供借鉴。下面详细讲述的是当前国内最具代表性的健康城市建设评价体系。

（一）中国城市发展研究会的评价指标体系

为科学引领我国的健康城市发展建设，中国城市发展研究会第一时间成立了课题小组，组织相关专家学者在借鉴 WHO 以及其他国家的评价指标体系的前提下，结合我国发展现状，展现中国特色，初步设计出具有针对性的中国健康城市建设水平评价指标体系（见表2－2）。

表2－2　　　　　　　　中国健康城市建设水平评价指标体系

一级指标	权重	二级指标	权重
健康环境	40	空气质量达标天数	30
		城市污水集中处理率	30
		生活垃圾无害化处理率	30
		建成区绿化率	20
		城区人口密度	10
健康文化	15	城区每平方公里剧场与影剧院数	33.3
		每千人公共图书馆图书总藏量	33.3
		网络普及率	33.4
健康条件	15	城区每平方公里医疗机构数	25
		每千人医院和卫生院床位数	20
		每千人执业（助理）医师数	25
		基本医疗保险参保人数	30

续表

一级指标	权重	二级指标	权重
健康社会	30	食品安全关注度	25
		健身关注度	20
		健康关注度	15
		雾霾关注度	40

（二）已存在健康城市的共性指标

随着我国健康城市计划的推进，北京、上海、广州等一线城市陆续开展健康城市建设，同时也已经设计出自身的评价指标体系，并将其运用到了自身的建设过程中，效果显著。通过对比分析，可以看出这些评价指标中存在多项共性指标：健康环境层面包含全年空气质量优良天数比例、生活垃圾无害化处理率、生活污水集中处理率、城市集中式饮用水水源地水质合格率、农村生活饮用水水质卫生合格率、人均公园绿地面积、绿化覆盖率；健康人群层面包含人均期望寿命、婴儿死亡率、孕产妇死亡率、国民体质检测合格率、居民基本健康知识知晓率、居民基本健康行为形成率；健康服务层面包含每千人拥有执业（助理）医师数、每千人拥有医疗床位数、适龄儿童免疫规划疫苗接种率、重度精神疾病患者管理治疗率、城乡居民健康档案建档率；健康社会层面包含基本医疗保险参保率、城镇登记失业率、重点食品安全监测抽查合格率、室内公共场所和工作场所全面禁止吸烟、公共交通出行比例、万车交通事故死亡率；民意层面包含市民对环境质量满意度、市民对社会保障满意度、市民对卫生服务满意度、市民对健康城市建设满意度。

第三章　健康城市建设的主体及其角色定位

第一节　健康城市建设的主体

一　健康城市的建设主体

（一）建设主体

现代城市不是某个人或某个集团的城市，而是"个人、家庭、社区、志愿组织、非政府组织、私营企业、投资商和政府机构大量投入资本、技术和时间的产物"。但长期以来，个人、家庭和社区为建设城市、发展服务设施所做的努力或可能做出的努力一直被政府所忽视，渐渐地使城市的主体——市民产生一种惰性、依赖性及被动性，这种消极心理对城市的发展很不利。同时由于公共健康的促进是一种群体性行为，必须通过集合全体社会的力量来实现，政府、企业、市民各利益主体的行为都直接影响到健康城市建设的成效。

可见，开展健康城市活动是全社会的共同责任，部门的协作、社区的参与是成功的关键。为保证健康城市建设的成效，健康城市的创建在和平的前提下，在 WHO 与国家主管部门的指导与支持下，在健康城市联盟的协助与合作下，其建设主体应是政府、企业和市民三者的统一，三者必须结成合作伙伴关系形成合力，缺一不可（如图 3－1）。要引导政府部门、企业和市民（非政府部门）根据固有职责、职能，把本职工作与健康城市建设工作结合起来，为推进健康城市建设而共同努力。

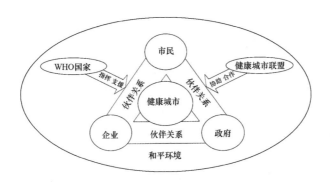

图 3 - 1　健康城市的建设主体示意图

在健康城市建设主体中：政府是健康城市建设的主导力量，体现在它作为社会整体利益的代表，是城市发展的领导者、城市建设的组织实施者、城市固有资产的代表者、城市基础设施和资产的主要投资者。政府应做好规划、领导、指挥、协调、引导等工作，应扮演积极、公正和诱导性的角色；企业是健康城市建设的中坚力量，在城市建设中担负使资产由产品变成商品，使城市建设由简单的生产过程转变为资本运营过程的任务。若无企业参与健康城市建设就如离开水的战舰，无法航行；市民是健康城市建设的决定力量。一方面，全体市民的健康水平、文明素质、思想意识和精神状态直接影响着健康城市建设的成效；另一方面，离开市民的支持和参与健康城市建设工作将无法完成。

（二）伙伴关系的建立

健康城市的建设问题需要运用多层次、多角度、整合与合作的策略与手段加以解决，作为一个有效的载体，由政府、企业和市民三者构建合作伙伴关系可以更好地动员社会所有相关力量与资源参与到城市建设活动中，这也正符合健康城市的宗旨。政府、企业和市民建立合作伙伴关系逐渐成为综合解决城市问题的关键概念。

1. 关于伙伴关系

伙伴关系是指为了解决某一特定问题或重整一个特定区域，由一个特定的城市政府部门与其他人结成利益联盟来推行一项政策的过程，这种联盟可能只是一种临时性的特别安排，或者是由若干人参与的一种长期战略。伙伴关系的概念首次落实到实际操作层面是在 20 世纪 70 年代后期，美国卡特政府执政期间。作为一种政策性工具，伙伴关系的内涵经历了较大变化。最初，伙伴关系被看作是稀有公共资源的补充，用以应付比较迫切的城市需求；其后，又逐渐演变为在广泛的领域以公共努力替代私人努力。最初，伙伴关系被视为双方共同的努力，政府的任务是为私人投资者营造更好的市场条件；其后，伙伴关系又发展到将公共服务部门私有化，使政府得以消减对某些领域的支持网。

基于友好伙伴关系的合作伙伴组织是跨越不同组织与利益团体的一种合作，是一种横向的整合与合作。"合作伙伴组织是正式的合作体系，是建立在受法律约定或非正式的理解上的组织；它们存在相互合作的工作关系；在组织内一定数量机构间的计划被相互采用。在一定的时间内，合作伙伴介入政策与进度的制定，分担并分享责任、资源、风险和利益"（Partnership in the United States, OECD, 1997）。

2. 伙伴关系建立的管理程序

威尔逊（A. Wilson）和查尔顿（K. Charlton）在 1997 年提出合作伙伴关系的管理程序为以下内容。

第一阶段：合作伙伴为了实现共同需要，或合力获得公共基金的认同而走到一起。如果各个伙伴以前没有合作过，则相互之间需要克服背景及工作方式的不同所带来的合作障碍，建立信任和尊重。合作者可能需要进行一定的培训。

第二阶段：经过沟通与决策程序，合作伙伴间建立起共同的工作基础，形成初步的一致观点与任务文件，并确定工作的具体内容。

第三阶段：形成正式合作伙伴关系的组织结构及框架，设立特定的联合行动计划目标，领导层挑选或聘用能够完成目标的管理团队。

第四阶段：实施行动计划，所有合作者都要及时参与包括确定政策、评估合作关系的运作等在内的工作。

第五阶段：在适当情况下，合作伙伴应树立更为前瞻性的策略，并积极发展新的目标。

3. 伙伴关系成功的关键

第一，明确的合作目标。通过实施健康宣传工程，让全市各行各业和广大市民了解建设健康城市的目的、意义，掌握健康城市的理念、标准，提高参与意识，形成"人人参与建设、人人享有健康生活"的良好氛围。通过广泛宣传，使健康城市的理念渗透到社会的各个层面，使之成为一场全民的社会改革运动。

培养合作精神，"合作伙伴关系只是外表，而不是行动的实质。真正的实质存在于持久的给予—索取的循环之中，目的不是'赢得'对手，而是达成共识"。（约翰－弗里德曼，2005）政府、企业和市民通过友好协商，以平等的方式取得共识，将健康城市发展的理想转变成具有可操作的目标，树立明确的健康城市建设目标，确定各自的合理职责分工以及活动重点。如苏州市在建设健康城市活动中就明确了 10 项重点行动（见表 3 - 1）。

表 3 - 1 苏州市建设健康城市十项重点行动

序号	主题	主办单位
1	健全公共卫生体系，构筑健康屏障	市卫生局
2	做文明市民，建健康社会	市委宣传部、文明办
3	相约健康社区行	市健康办、文明办、爱卫办、科协等
4	婚育新风进万家	市计生委
5	健康在我家	市妇联
6	洁净家园，美化城市	市城管局
7	治理水环境，打造东方水城	市水利水务局
8	打造生态苏州，建设健康城市	市环保局
9	保护世界遗产，打造绿色苏州	市园林和绿化管理局
10	生活奔小康，身体要健康—全民健身活动	市体育局

第二，拥有杰出的领导者。合作伙伴关系中必须拥有具有充分能力与创造性的领导，起到协调沟通各方面关系的作用。管理层应代表所有成员的利益，独立于合作伙伴内的各个组成团体。在健康城市建设中，

在政府的领导下，需成立由政府、企业、非政府组织、群众组织等多部门组成的极具号召力、凝聚力的权威性机构——健康促进委员会或健康城市委员会，打破传统的卫生工作由卫生部门单独承担的局面。健康促进委员会的成员应包括政府各部门、群众性组织、企业、学术机构、私人组织和市民代表等，其领导由市、区、街道主要负责人担任，城市的爱国卫生运动委员会可负责协调工作。如海口市政府成立了健康城市工作委员会，成员由市长和副市长、各职能部门及各区负责人组成。下设两个部门：一个是办公室，负责日常工作和协调工作；另一个是研究中心，该中心拥有各学科的专家、顾问，专门制定健康城市发展规划和实施方案，为政府的决策提供依据。

第三，参与者之间的平等关系与信任合作伙伴关系所体现的基本属性是互补的，每个参与者所具有的相对优势和弱点都相互弥补。在健康城市建设中，政府、企业、市民（非政府组织）之间应建立真诚、对等的合作关系，主体间关系的对等有助于增加主体的积极性。虽然每个参与者都具有很大的行动自由权，但要互相信任，为了共同的目标而平等地参与计划、行动，充分发挥各自的部门以及各自拥有的不同目的、行动方式、资源等，各自的组织形式也不相同，要在互相理解、尊重的前提下，联合他们的长处而促进发展发挥各自的积极作用。当然，这个过程需要时间，但可以认为时间是对期待实现伙伴关系的几何效果的投资。另外，伙伴成员必须要对他们的相关行动结果共同承担责任，并保持合作关系的稳定性与持续性。

第四，高水平的人才资源是合作伙伴关系的基础，合作伙伴须对当地情况有足够的了解并具有广泛的代表性，应体现共同利益、共同权益、共同目标和共同认识。

第五，健全的沟通网络跨领域、跨部门之间的合作，良好的双向沟通与协调是非常关键的。为方便合作伙伴间的信息交流，保证所有参与者对基本信息的充分知情权，成功的合作伙伴关系，在相当程度上要依靠一个具有运作质量的沟通网络。同时，合作伙伴间的有效联系与沟通还可以强化各自的实力。

情报公开是创造市民社会的重要前提，是保证非政府组织等开展有效活动的基础，使社会更加民主化、透明化。政府应有目的、定期地举办各种讲演会、讨论会、展览会等，或开设关于城市建设的谈话窗口，或通过因特网等科技手段，为市民提供学习的机会和场所，为市民及时提供各种有关城市建设的各种情报和咨询宣传。同时，为方便市民、企业、政府之间情报信息的相互交流，可设立协调人制度，负责市民与行政部门间的联系。

第六，必要的资金和其他资源。在健康城市建设中，要保证必要的资金投入，以创造良好的城市环境与基础设施，同时保证合作伙伴组织的正常运转。政府主要对非营利性公共卫生、公共设施等公共领域投入，引导企业和市民对健康给予积极的投入。能够进行市场化运作的那部分公共健康事业，可采取市场机制运作，发挥好非公有资本的运作优势。

二　政府的角色定位

在健康城市多元建设主体中，城市政府是创建健康城市不可替代的组织者和指挥者，政府的行为决定和影响着其他城市建设主体的活动方式和活动效果。而且在中国这样的社会文化背景下，要以"上游策略"来解决人群健康问题，必须由政府主导才能奏效。

（一）转变政府职能

政府的七项基本职能为：提供经济基础、提供各种公共商品和服务、协调与解决团体冲突、维护竞争、保护自然资源、为个人提供获得商品和服务的最低条件、保持经济稳定。政府应以制度建设为中心，确立环境观、法制观、区域观、税收观、服务观，实现政府再造，创造无缝隙政府。

1.建立服务型政府

政府是公共利益的代表，也必然是公共服务的提供者。为企业和市民服务是政府的一项重要职能，建立服务型政府，就是要树立为企业、市民和全社会服务的意识，因为管理的本质就是服务。政府行使权力不是目的，只是一种现象和手段，通过权力的行使维护全局利益，实现为企业和市民服务才是最终目的。"公共管理理论的变迁让城市政府明白，以政府控制为手段的指令型管理并非可取，物质导向的营销型管理也不完美，只有面向发展的服务型管理才是其最终归宿。城市政府应将满足公众的需要作为政府服务工作的逻辑起点，将公众的满意度作为政府服务水平与质量的评价标准，从而实现政府对其契约的承诺。"服务型政府不是全盘推翻现有的行政运行程序，其以顾客为导向，以结果为导向，以竞争为导向，使政府每一项资源投入、人员活动、公共产品或服务的提供等，都能真正而有效地满足顾客无缝隙的需要。

一是为企业服务。要为企业正常顺利经营创造良好的硬件和软件条件。硬件条件主要指完善的基础设施，如便利的交通、通信设施等；软件条件包括提供公平的竞争环境，成熟、有序、顺畅的市场体系，充分的信息指导等。政府要与企业合理分权，实行政企分开，建立新型政企关系。

二是为市民服务。要努力改善市民的物质和精神生活条件和质量。提供完备优质的社会公共设施，通过加强社区建设等为市民提供优美、整洁、安全的生活环境和方便的服务，建立和完善社会保障体系，进行医疗体系改革，解决居民看病难、看病贵问题，保证居民的生存需要并维护社会的安定等。

三是为全社会服务。包括为全社会提供文化、卫生、教育服务，防治自然灾害和社会灾害等，促进社会的发展和进步。

2. 建立学习型政府

学习型政府是指通过集中学习，借助知识管理，培养整个组织的学习气氛，充分发挥成员的创造性思维能力，而建立起来的一种有机的、高度柔性的、横向网络式的、符合人性特点的、能持续健康发展的政府组织形式。通过建立学习型政府，从领导学起，提高政府管理人员的业务素质和道德修养，营造一个爱学习、重学习的良好氛围。建立学习培训制度，建立鼓励、激励机制和考试淘汰等制度。

学习型政府是一个全新的理念，意味着对传统政府管理模式和管理方法的重新定位和调整，其中，当务之急就是完成传统行政向新公共管理的转变。政府要实现全新的城市管理模式——以城市人类发展为目标，以提高良好服务为主线，以政府—市场、政府—公民的双重伙伴关系为基础的管理。学习型政府要与社会进行合理分权，培养和发展非政府组织，形成政府权威组织、市场交换组织、非政府组织三种相对独立而又互相支持的组织。

3. 建立廉洁高效的政府

市场经济需要办事高效、作风清廉的政府。休斯在《公共管理导论》中指出政府的角色及其效率是决定总体经济效率的重要方面。如果政府效率低下，则可能出现高额赋税，而顾客却只能得到劣质的服务。结果，"税收负担以及税收总额的损失将由整个社会来承担"。另外，政府腐败的危害也极大，不仅会给城市经济发展带来重大损失，还会严重败坏社会风气，阻碍城市精神文明建设。因此，只有实现"再造政府"，避免官僚主义，反腐倡廉，建立廉洁高效率的政府，才能节约社会资源，促进城市经济社会的发展，改变政府在群众心目中的形象。

（二）制定健康公共政策

1. 政府对健康的承诺

墨西哥第五次健康促进国际大会发表的《卫生部长宣言》指出："承认促进健康和社会发展是政府的核心义务和职责，城市政府是推动该城市建设健康城市的第一位力量。"很难相信，没有城市政府的鼎力提倡和身体力行，健康城市的建设活动会自发地运行起来。城市政府要从战略高度重视健康城市建设，城市的决策者和领导者必须在思想上和行动上无条件接受健康城市理念，从而自觉地将健康城市的思想和战略贯彻到整个城市管理过程中，带动城市健康地发展。可见，城市政府在政治上对健康的承诺是迈向健康城市成功的第一步。政府的承诺不应仅限于口头和红头文件上，应体现在组织上、政策上和资源上。①促使市民对健康的关注，并认识到对自己健康所负的责任；②创造健康促进的支持性环境；③采取各部门联合行动以达到有效的成果。另外，政府要增加对健康的投资，包括增加教育资源、住房以及卫生部门的投资等。政府应承担组织主体的责任和义务，建立活动管理机构或协调办公室，组建技术指导队伍，开展充分调研，保证相应经费投入，建立监督机制。

2. 发展健康的公共政策

健康的公共政策有别于单纯的卫生政策，它是对健康有重要影响的、涉及多部门的政策。城市政府有必要从市情民意出发，紧扣地方特色，以现代健康观为指导，把健康作为考虑的基本要素，统筹卫生、交通、住房、教育、劳工等各部门出台制定一系列与 WHO 目标相吻合的、符合市情的、促进市民健康的健康城市政策，并付诸实施，从而有效调动城市各种资源，与时俱进地推进健康城市建设进程。卫生部门同时要积极参与、评估政策可能带来的健康后果。可以说，健康的公共政策的出台和实施是经验合算、有广泛影响、作用持久的健康促进策略。

在健康政策的制定过程中，要体现社会公正原则、连续性原则、可行性原则、预测性原则、信息完备原则。健康政策必须同健康的社会和经济决定因素联系起来，保障全民的基本健康权利，在以下领域做出更多的努力。

第一，向儿童投资，儿童成长是健康的关键因素，童年干预可以改善人一生的健康和幸福，并且从根本上解决健康状况方面的社会经济梯度。通过清晰地确认在整个人的一生中早期成长重要性的政策来实现，例如改进的双亲计划、综合的学龄前计划、家庭资助和教育等。

第二，向最需要的人提供服务和机会，通过探索把较高社会经济地位者的利益给予较低地位者以防止歧视和培育文明社会的政策来实现，例如改善住房、教育、营养、职业培训、疾病预防和享受医疗等。

第三，改善工作环境包括雇员适当参与决策，有更多的雇员自主支配工作，工作更加多样化，有发展机会、合适的报酬和奖励，增加工作稳定性，改进离岗政策以及工人保护等。

第四，加强对社区支持，通过构建社会网络、鼓励经济发展和授权、增加民间参与和信任以及减少或减轻经济和种族隔离的影响等方面的政策来实现。

第五，创造更加平等的经济环境，主要通过税收、转让和就业等方面的政策来实现。

第六，评估经济和社会行动对健康的影响，随着所考虑政策的改变，通过正在进行的研究和公众健康影响报告书来实现。

第七，政府创造条件，鼓励非政府部门和市民积极介入健康的公共政策制定过程，通过健康政策充分协调私人部门与市民之间的利益冲突以及私人部门与市民之间进行良性互动，使得社会总体的健康收益与成本之差，即健康的纯收益最大化。另外，政府要对公共政策的制定和实施投入必要的资金，在实施时广泛宣传，做好说服教育工作，使受政策影响最大的人群都知道并能自觉地执行政策。

（三）编制健康城市发展规划

科学编制健康城市发展规划是成功建设健康城市的关键因素之一。城市政府应根据具体情况，综合考虑城市背景情况（区域地形地貌与气候、城市历史文化传统、城市政府组织管理结构、城市人口学信息）、城市卫生情况（人群健康、生活方式和预防性活动、卫生保健福利、环境卫生机构）、城市物质环境（环境质量、生活环境、城市基础设施、土地使用状况）以及社会环境（地方经济、就业、教育、社区活动）等因素，科学编制适合城市自身特点的健康城市发展规划。

1. 编制过程

健康城市发展规划的编制过程本身也是可持续发展的良性运行机制的形成过程。城市政府要首先组织成立规划编制小组，与地方各利益团体建立友好合作伙伴关系，共同形成宏观发展战略，明确远、近期城市健康发展目标，进行微观优先项目选择，并根据项目的执行过程和绩效的反馈信息不断改进、补充战略规划。这样从战略到战术、从宏观到微观，滚动循环，不断完善。

2. 编制思路

健康城市发展规划在编制思路上应考虑以下几方面。

第一，社会需求评估注重多方参与性和方法综合性相结合。对市民、职能部门、专业机构、多学科专家进行广泛调查，动员不同层次、不同群体积极参与行动规划的编制设计，以便使目标人群在参与过程中对主要健康问题和预期目标达成共识。在实践中，可采用多种社会学调查方法进行基础调查，主要包括问卷调查、专题座谈会、个体访谈、德尔菲法、专家咨询会、文献检索、网络查询等方式。

第二，确定优先项目，注重以人为本和突出重点相结合。在众多社会需求中，根据重要性、可行性和有效性分析，优先解决最重要、最有效、最经济的健康问题。在确定优先项目的过程中，坚持以人为本，坚持突出重点，在社会需求评估的基础上，根据"市民有需求、部门有措施、解决有可能、评估有标准"的原则，综合多方意见，聚焦重点，有步骤地确定新一轮行动规划的优先项目。

第三，确定规划目标，注重连续性和前瞻性相结合。规划目标分为总目标和具体目标。在确定规划目标期间，无论是总目标，还是具体目标，都必须处理好承前启后的关系。编制规划必须充分考虑可持续发展的问题，规划目标要与城市定位相结合，与城市的全面发展相结合，将健康的理念和要求有效地整合到地区的发展规划中，使发展经济效益、社会效益和生态效益得到有机统一。

第四，制定干预策略，注重部门协作和社区参与相结合。在规划中，必须提出明确、具体的干预策略。根据策略采取相关措施是为实现目标而确定的具体执行方法。干预措施的制定是以现状分析结果为基础。主要策略有加强条块协作、强调社区动员、注重人力资源开发等。

第五，实施监测评估，注重定性和定量相结合。在编制规划的同时，必须明确监测评估的内容和要求。为力求全面、科学、公正地评估行动计划的进展效果，应建立定量和定性指标相结合的健康城市科学指标体系。对于定量指标，主要是反映规划目标达到的量化程度；对于定性指标，主要是反映定量结果的原因、了解人群对某些问题的看法等较为深层次的问题。

（四）参与健康城市联盟

"为使人类面对我们时代的挑战，一切人和一切国家之间积极团结合作的精神是必不可少的。"（《萨尔茨堡宣言》，1974）健康城市联盟是 WHO 建立的一个国际性网络，目的是为了更好地支持与促进各地区健康城市的建设与发展，保护和提高城市居民的居住质量和健康水平。为出色地完成健康城市的建设，城市政府必须在立足本市具体情况的基础上，着手本市（地区），放眼全国（世界）。积极参与健康城市联盟，努力寻求地区性、全国性乃至全球性健康城市网络的支持，充分借鉴其他城市的经验，可通过文献研读、网页设置、出版学刊及举办研讨会等方法来进行健康城市的经验分享与资讯交流。如建立健康城市规划的进展情况、交流卫生和环境技术资料以及成功工程的经验，也包括提供健康城市评估报告和所有国家的有关成功工程的经验。另外，许多城市已经意识到了全球性的合作对于城市自然环境和经济、社会生态发展的重要性。

作为全球性的行动，主要有以下几个方面。一是大气层的保护，包括共同限制温室气体排放、破坏臭氧层气体的排放等。二是全球生物圈计划，主要是保护生物的多样性及特殊的生态系统。三是海洋环境的保护，包括海洋生物的保护、海水环境的保护等。四是流行病的预防，有些流行病的扩散是极为迅速的，特别是那些可以通过空气传播的疾病，如 SARS，必须进行全球性的预防。在战胜 SARS 的斗争中，正是通过全球性的行动与合作，才使这种传染性疾病在短时间内得到有效控制。五是要避免战争，维护和平。战争是人类社会的巨大威胁，也是城市建设和生态环境毁灭性的破坏因素，战争之下是不可能建设"健康城市"的。六是加强经济、社会合作。从经济和社会的角度看，"健康城市"的建设需要一个适宜的宏观社会经济环境，这就是要形成一个循环型、节约型的社会经济体系。同时，由于人口和信息的流动性，城市在社会治安、文化交流、历史文物的保护等社会问题上进行合作也越来越具有必要性。全球性的行动是以区域性的、地方性的乃至每个人的行动为基础的，因此要从区域性的和地方性的共同行动开始。

第二节　企业的角色定位

企业是承担经济的主体，是建设健康城市的基础之一。创建健康城市，就必须"清流活源"——打造城市健康型企业，促进企业合理利用开发资源，实现企业可持续发展。只有企业健康、和谐地发展，城市的健康和稳定发展才有保障的基础。

一　倡导绿色价值观

企业在环境污染中扮演着主要角色，也是消耗、浪费资源最大的主体之一，因而，企业在消除环境污染、保护环境中肩负着不可推卸的责任。企业必须树立绿色价值观，强化绿色角色意识，实施绿色管理，积极倡导绿色生产和绿色消费。绿色价值观是当今环保事业的新型价值理念，它以人与自然的和谐为宗旨，号召尊重自然、爱护自然、与自然和谐相处，反对破坏自然和谐的任何态度和做法。企业需把对环境负责和获取利润当成同等重要的问题来看待。企业追求利润最大化和环境保护是不相冲突的，而且是双赢的结果。任何生产投资计划和宣传计划一定要考虑到对环境有什么影响；在管理的过程中贯彻绿色价值观和绿色角色意识，设法改变产品的工艺流程，提高技术含量，降低污染指数；财务部门开发出有效的环境评估系统，计算出毁坏环境的潜在成本；营销部门积极倡导绿色消费理念，引导消费者走入合理健康、安全经济的消费轨道。

二　推行清洁生产

企业提高生产效率，开发更清洁的技术和生产工艺，改善污染治理技术，达到环保要求，推行清洁生产。清洁生产是保持整个生产过程（从原料到最终产品）处于清洁状态。《中华人民共和国清洁生产促进法》第二条对清洁生产的定义为，不断采取改进设计、使用清洁的能源和原料，采用先进的工艺技术与设备、改进管理、综合利用等措施，从源头消减污染，提高资源利用效率，减少或者避免生产、服务和产品使用过程中污染物的产生和排放，以减轻或者消除对人类健康和环境的危害。许多研究表明，清洁生产可以为企业带来经济上的利益，包括：减少废物处置成本；减少原材料成本；改善员工安全；改善公众形象；减少物业损失的风险和员工的责任。

企业要尊重消费者的知情权和自由选择权，向消费者提供安全可靠的产品。消费者购买企业提供的产品是为了满足自己的物质和精神需求，而如果企业向消费者提供了有安全隐患的产品，不仅消费者的消费需求得不到满足，未来还可能付出人身伤害和财产损失的巨大代价，这一切企业负完全责任。

三　创造健康工作环境

为员工提供安全和健康的工作环境是企业的首要责任。企业要将健康问题纳入发展议程，定期对职工进行安全教育、健康教育，职代会每年审议的提案中要包含健康提案。员工为企业工作是为了获得报酬维持自己的生存和发展，但是，企业不应以为员工提供工作为由而忽视员工的生命和健康。很多工作对员工的身体健康有损害，如化工、采矿和深海作业，对于工作本身固有的伤害，企业必须严格执行劳动保护的有关规定。另外，工作环境的安排也必须符合健康标准，工人不得在阴暗潮湿的环境下长期作业，工作间要通风透气等，这些都是安全健康的工作环境的基本标准。

四　积极参与社区活动

世界著名的管理大师孔茨和韦里克在《管理学》一书中揭示了企业与社区的关系，他认为，企业必须同其所在的社会环境进行联系，对社会环境的变化做出及时反应，成为社区活动的积极参加者。企业与社区建立和谐的关系对企业的生存发展和社区的进步繁荣具有重要意义。企业与社区要相互促进、共同发展。企业存在于一定的社区内，社区内的人员素质、文化传统对企业的员工素质和价值观有一定的影响，良好的社区环境和高素质的人群是企业发展的有利条件。企业要担负起"社会公民"的职责，积极主动参与社区的建设活动，利用自身的产品优势和技术优势扶持社区的文化教育事业，吸收社区的人员就业，救助无家可归人员，帮助失学儿童等活动，不仅能为社区建设做出贡献，而且可扩大企业知名度，提高企业良好声誉，为发展打下良好的基础。企业为社区建设所做出的努力，会变成无形资产对企业的经营发展起到不可估量的作用。

第三节　市民的角色定位

市民是建设健康城市的社会基本力量，没有市民层面的广泛参与，健康城市的实现是不可想象的。可以说，任何一项市民自觉参与健康城市的行动，其作用和效果都胜过由政府制定的任何一条法律条文和行政命令。

一　参与志愿者行动

所谓志愿者行动，是指具有志愿精神的居民自发组织的志愿服务网络。这是一种公益性的服务网络，提供义务服务，它的产出为社区全体成员共享。随着社会的发展，自由时间增多和生活富裕，市民积极参加志愿者行动已成为为社会服务和自身价值的一种体现。21世纪将是"志愿者的新世纪"。

（一）关于志愿者

传统意义上的志愿者概念可以从5个方面界定：①自愿。即主观自觉选择，没有强制性；②不图物质报酬。即动机上不追求物质报酬，但不否定开展志愿服务需要一定的物质条件；③服务于社会公益事业。即服务的内容应是社会公众的公共利益和困难群体的利益，不是社会非困难群体的小团体利益；④奉献自己的才智。除奉献自己的时间、精力、智力、经验的人是志愿者外，出于自愿的献血、捐献骨髓、捐款捐物的人，也是志愿者；⑤非本职职责范围内。

由于生活方式和思想观念的变化，从20世纪80年代开始西方国家出现了新的志愿者理论，相对于原来的"社会奉献型"志愿者，导入有偿志愿活动观念，出现了"社会运动型"志愿者。志愿者的概念和活动方式与以往相比都发生了较大变化，主要表现在以下三方面：①由过去的一方单向援助的"纵向型"转变为双向性的"横向型"；志愿活动的提供者和受与者不再是"上"与"下"的关系，而是更加平等的关系；②由过去的无偿性慈善活动向强调互酬性活动转变。虽然不少专家学者对有偿性志愿活动提出批评和反对意见，但现实中有偿志愿活动却得到迅速发展，取得了较好的社会效果；③由过去的以个人为主的活动向强调持续性、组织性的团体活动转变。

（二）志愿者行动的作用

志愿服务可以作为国家和社会之间的一种媒介物或（双向）传送

带，在一种乐观的场景中，通过传送民众中各个不同部分的需要和表达他们的利益，而有利于改善民主政体的运作，推进国家和社会之间的政治沟通（戈登·怀特）。在健康城市建设中，市民（志愿者）的志愿者行动起着不可忽视的作用。

一是对社会保障体系的强有力的支持和补充。由于政府机制追求的是公民的普遍权利保证，即从最普遍意义上关怀公民的现实生活，不可能照顾到每个公民或者某些特殊群体的方方面面。于是，市场机制和政府机制之间就出现了一定的"剩余空间"，或称"内在缺陷"。在这个空间内，一些弱势群体既是市场所不能顾及的，也是政府无力关注的。这些都需要志愿服务来弥补社会弱势群体在物质、服务和精神保障方面的需求。目前志愿者的志愿服务已成为解决包括老龄化问题在内的各种社会问题的重要方法之一。

二是促进社会的和谐与进步。志愿者活动可以成为国家、政府与市民之间以及市民与市民之间相互沟通的媒介。随着志愿者行动的开展，将促进人和人之间的和谐互助，加强人与人之间的关怀与接触，减轻、消除彼此之间的距离感和隔阂，缓解由于社会群体分化所带来的矛盾。同时，通过志愿者的积极活动可补救或预防某些社会问题的发生和恶化，是对社会良知运作的一种维持和推动。

三是志愿者的志愿活动能创造良好的社会经济效益。志愿者的志愿行动不需要政府较多的投入，成本较低，却能创造出较好的社会经济效益。根据一些国家的统计，志愿服务创造的经济价值能够达到国民生产总值的8%—14%。在美国，每个美国人的年平均志愿者活动时间为240小时左右，志愿者的服务相当于900万工作者的全时工作量，每年可创造2550亿美元的经济价值。

（三）确保志愿者行动合理发展的条件

为保证志愿者队伍的逐渐壮大和活动的合理发展，志愿者行动必须具备以下条件。

第一，确保人员。包括两方面含义：一是尽可能吸引更多的人参加到志愿者团体中；二是要保证人员的持续参加（见表3－2）。

第二，需要行动领袖。行动领袖是那些具有志愿精神、创新意识和

表 3 - 2　　　　　　　　　　　确保志愿人员的对策

	吸引人员参加	保证人员持续参加
E. Schindler-Rainman R. Lippitt	提供参与解决问题和进行决策的机会； 人员安排要综合考虑兴趣、需要、动机等； 提供既能实现自我价值又能满足他人需求的服务机会	在有实行可能的条件下，明确志愿者的责任； 提供事后评价等各种继续参加的机会； 允许志愿者个人向高层次进取，有完整活动记录； 有支持活动的正规机构，并有正规表彰； 使其参加团体内外的培训活动
R. Hedley J. D. Smith	考虑满足志愿者个人的高层次需求，如充分发挥个人的技能、对社会实现价值等； 宣传利他主义； 积极进行各种志愿者征集活动	考虑志愿者个人时间、家庭等因素，制订充分发挥个人兴趣和技能的计划； 保证活动经费； 明确的活动目标； 志愿者团体的工作人员应作为志愿者中的一员共同工作； 明确对志愿者的期望
田中尚辉	满足个人生活充实的需要； 满足个人素质提高的需要； 满足"共感"的需要（如满足其想和有相同想法、观点的人在一起的愿望）； 满足社会改革的需要	个人动机的满足； 个人成就感的满足； 使其参与团体运营与决策

注：E. Schindler-Rainman，R. Lippitt（以美国为研究对象，1971—1979）；R. Hedley，J. D. Smith（以欧洲为研究对象，1992—1993）；田中尚辉（以日本为研究对象，1998）等为确保志愿团体人员所提出的对策。

组织能力的人或群体，志愿精神是行动领袖应具备的个体品质，创新意识和组织能力是行动领袖之所以成为领袖的核心素质。

第三，拥有固定的据点或事务所。

第四，保证持续活动的资金。

第五，安全的保证（特别是从事救灾活动的志愿者）。

第六，政府的适度介入。政府可以通过制定制度来建立市民参与的激励机制。其一，制定规定性志愿服务制度。如美国明文规定所有的公务员都必须完成一定时间的公益劳动，所有的学生都必须从事一定时间的社区志愿服务才能毕业。1993 年下半年，美国总统克林顿签署了"国家与社区服务法案"鼓励青少年服务社区。法案中明确规定，凡是做满 1400 小时义工的青少年，美国政府每年奖励其 4725 美元的奖学金，这笔钱可以用作大学学费或职业培训费，还可以用来偿还大学贷款。此外，美国的许多学校把"社区志愿服务"作为一项固定的"学分"，学生只有在完成规定的学分，拿到社区委员会开具的社区服务证明书，才能毕业。否则，成绩再好，也拿不到毕业证书。规定性志愿服务虽然带有一定的强制性，并给人们带来一定的机会成本（如减少了部分休闲和娱乐时间），但这种"强制性志愿服务"有利于增进全社会福利，每一个参与者都会从中受益，它有助于培养公民的奉献精神、增进社会团结、塑造互惠和互信道德规范。特别是像我国这样缺乏志愿者精神的国家，更需要政府制定规定性志愿者服务制度，这是社区志愿者发展壮大所必需的社会环境。其二，制定企业捐助志愿者组织的免税政策。例如 2000 年韩国的调查资料显示：69.19% 的受访者认为自己参加志愿服务是为了"免税"。目前，我国由于缺乏这样的制度，因而制约了企业向社区的捐助行动。

二　实现真正意义的市民参与

市民参与是城市政治文明建设的重要内容和政治现代化的重要标志。市民或市民团体可通过一定的途径和形式向政府及其领导人员提出各种要求和建议（亦称市民的利益表达），向有关部门进行检举、揭发，行使选举、罢免、监督等权利，阻止或促成某项政策的行为，参与城市管理与决策的各项活动。但以往市民参与往往是市民以个体身份参与的，忽视社会团体的介入，使得市民参与常流于形式，不能起到实质性作用。在健康城市建设中，市民参与不应再是一种姿态、操作方法或表面文章，市民应以非政府组织等团体形式真正参与到城市建设中去，积极参政，参与健康公共政策的制定，参与到环境保护、城市规划建设、医疗保健等各领域中去，实现真正意义上的市民参与。

非政府组织广泛参与到城市建设发展项目中，可以极大弥补城市能力的不足，并促进以官民合作为特征的治理和善治。参与其中的市民必须具有公平与正义的理念，热心于公益活动，有一定的献身精神，能够承担民主责任，并有能力积极参加民主政治所需的各种活动。

（一）市民参与的层次

根据市民参与程度的不同，市民参与可分为若干个层次。Shery Arnstein 从市民的力量观点出发，将市民参与的形态分为 8 个阶段①，从低级层次向高级层次排列如下。

一是操作（Manipulation）：在这一阶段，参与者虽然作为协议会或委员会的成员被邀请出席会议，但实际上是拥有决定权的人出于自己的意见得到支持而做的表面文章。与其说是反映市民的意见，倒不如说是决定者对自己决定的事项进行的说明会议。这仅仅是采用了市民参与的形式。

二是医治（Therapy）：将市民参与作为一种集体疗法而采用，不能解决市民不满的本质原因，目的只是安抚市民的感情。

三是告知（Informirig）：行政部门向市民单方面传达情报，市民一侧没有反馈的机构和陈述意见的机会。常见的多是发放宣传册、宣传画以及举办表面的听证会。

四是咨询（Consultation）：一旦有什么事情发生及时通知市民，并听取意见是作为市民参加的第一步，但是不能保证市民的意见能得到体现。比如，虽然利用问卷调查和工作小组会议等形式听取了市民意见，但市民的意见有多大程度反映到计划中就不得而知了。

五是安抚（Placation）：在这一阶段，市民真正开始拥有决定的权利，但是多少还受到限制，权力者还保留着对市民意见的合法性和正当性的判断权力。

六是合作（Partnership）：在这一阶段，市民实际上和权力者共同拥有决定力。例如，在委员会等组织中，责任被分配给市民，如果没有市民的协议，单方面很难变更决定。

七是代表权利（Delegated Right）：组织的核心成员或委员会中，市民与以前的权力者相比占大多数，在意见不同时，权力者要和市民交涉协商。

---

① Arnstein S. , "A Ladder of Citizen Participation", *Journal of the American Institute of Planners*, 1969. 1

八是公民控制（Citizen Control）：市民在项目、组织的运营上拥有自治权。如非政府组织等。

在以上 8 个阶段中，1—2 阶段并不是市民参与，3—5 阶段是表面上的市民参与，6—8 阶段是开始真正发挥市民力量的市民参与。由此可见，市民以非政府组织的形式参与到健康城市建设，是最高层次的市民参与，能真正体现自身的价值。

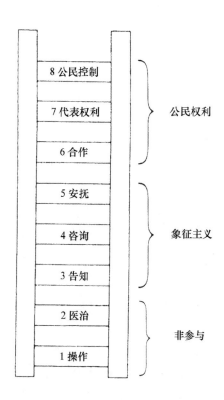

图 3 - 2　市民参与形态的 8 个阶段

（二）非政府组织的优势

非政府组织的出现，在某种意义上讲具有划时代意义，是"市民革命"的结果。非政府组织是在一定的价值观指导下进行活动、不以营利为目的、致力于社会公益性事业的社会中介组织。非政府组织这种特有的性质，使它们能够在健康城市建设中相对于市场体制中的企业组织和国家体制中的政府组织具有更多优势。

第一，是价值取向优势，一般来说，非政府组织的组织使命和活动目标都是社会公益性的，贯穿的是利他主义和人道主义，致力解决的是被主流社会组织，即企业—市场机制和政府—国家机制顾及不到的一些重大社会问题，如人权、环保、就业、贫困等。相对于政府或企业的反应式行为模式，非政府组织可以持续不懈地致力于特定问题的解决，这使得非政府组织在特定工作中能成为具有专门知识和技能的组织，从而成为政府或企业在解决一些重大社会问题时不可或缺的合作伙伴。

第二，降低解决社会问题的成本，非政府组织作为一种互助合作的组织形式，它们的活动能够减少交易成本。非政府组织依靠积极动员社会力量参与，提升公民的社会责任感，从自己身边的事做起，从我做起，将产生的社会问题，以一种社会的方式解决，从而降低行事成本。

第三，促进社会融合，非政府组织既没有企业那样的营利目标，也不像政府那样需考虑税收、安全等多方面事务，可以用主要精力为边缘社会群体服务，将他们带入经济、政治与社会发展的主流。

第四，贴近民众优势，非政府组织能够接近社会基层中的弱势群体，促使这些社会成员参与同他们切身利益有关的决策和资源分配。非政府组织同社会基层和贫穷民众的密切联系，使之真正了解问题的实质，从而为提出切实有效的解决方案打下基础。

第五，承担风险优势，作为民间团体，非政府组织便于从事一些有风险、前景不明确的活动。在取得成功经验之后，其方法可以为政府或企业所采纳推广。这种先导作用使得一些受地方历史、传统、文化以及政治等条件影响和限制、政府不便于推行的活动的开展成为可能。

第六，社会沟通优势，非政府组织一般既能深入基层民众，又能与政府保持较密切的关系。一方面宣传和普及国家的法律和政策，教育和动员民众，使他们认识自己的权利和义务；另一方面又可作为传达民情的渠道，反映民众的愿望和意见，去影响政府政策和计划，使其更适合民众的需要。

第七，灵活调整优势，非政府组织由于机构较少，在组织体制、组织结构以及活动方式上有很大的弹性；在服务内容的转变方面能更容易、更灵活地满足基层百姓不断变化的需求。

以上优势是非政府组织在健康城市建设中大显身手的有力保证，但具体操作中还需要政府建立一套适应我国当前国情的法律环境和组织制度环境。哈佛大学肯尼迪学院亚洲部主任 Nathony Saich 指出："很多政府已经认识到，政府常常在执行某些项目方面缺乏足够的能力，如果把它们交给非政府组织去做，会做得更好。"如孟加拉国政府曾计划让95%以上的儿童能接种牛痘，但依靠政府的力量，很多年仅完成5%—10%，于是政府意识到既没有这个动力也缺乏基础设施来做这件事，因此求助于非政府组织，由它们来执行计划，最后达到了80%。

(三) 非政府组织的活动领域

在市场经济的"小政府、大社会"格局下，非政府组织已经成为调节社会关系不可或缺的社会自治组织。政府代表着自上而下的努力，非政府组织代表着自下而上的努力，政府部门和企业之外的大量空间，正是非政府组织的用武之地。非政府组织作为整合发展的一项组织创新，在促进经济社会环境协调发展方面具有很大潜力，可促进政府机构改革与政府职能转变，促进与社会主义市场经济相适应的新型伦理道德体系形成。

借鉴日本等国的成功经验，非政府组织可以在以下领域活动：①促进保健、医疗和福利水准的活动；②促进社会教育水平的活动；③促进城市建设质量的活动；④推进文化、艺术、体育振兴的活动；⑤环境保护活动；⑥灾害救援活动；⑦地域安全活动；⑧维护人权和促进和平的活动；⑨国际协助的活动；⑩促进男女平等社会参与的活动；⑪保障儿童健康成长的活动；⑫对从事上述活动的团体进行联络，提供咨询、支援的活动；⑬促进情报化社会发展的活动；⑭促进科学技术振兴的活动；⑮促进经济活动性的活动；⑯支援职业能力培训和扩大就业机会的活动；⑰保护消费者权益的活动等。事实上，非政府团体在更为广泛的社会领域内活动。

中国的非政府组织仍处于起步阶段，但在环保等领域已取得了不少令人瞩目的成果。"北京地球村环境文化中心"就是中国众多"草根层"NGO的一个成功范例。1996年，放弃了美国学业和绿卡的廖晓义在北京成立了这个民间环保组织，其宗旨为：通过提高公民环境意识，加强公众参与，促进中国的可持续发展。"地球村"通过制作电视专栏《环保时刻》，用电视媒体来唤醒国人的绿色环保意识，并倾注心血来推动公众参与推广绿色环保。他们在北京建安南里推广建设绿色社区活动，动员了多方力量，包括城区精神文明办、环卫局、环保局、居委会、街道办事处、物业和小区居民等都参与了活动。另外，"地球村"还建立了一个2800亩的包括山地、林地、湿地、山泉、小溪在内的环境教育基地，教育农民改变传统的生活和生产习惯，走上经济发展和环境保护相结合的道路。由于"地球村"集结了公众、政府、企业和NGO四方的资源，在创建绿色社区上获得了巨大成功，于2000年6月获得了有"诺贝尔环境奖"之称的苏菲环境奖。这也是中国的民间环保人士第一次获得这样的国际环保大奖。苏菲奖的颁奖理由就有，"在动员中国大众参与环保以及加强民间组织与政府和媒体之间关于环保的建设性对话与合作中表现出卓越的能力"。并指出，永远不要低估个人改变世界的能力。

（四）对非政府组织的支援对策

目前，中国的非政府组织"仍处于起步阶段。其发展需要来自政府、企业和海外的理解和支持，更需要来自公民的理解和大力支持。一个成熟的公民社会是支撑NGO发展的唯一健康的社会基础"。作为对非政府组织的社会支援对策，首先要从国家的角度出发，完善制定符合非政府组织公益性的法人制度、税收优惠政策等相关法律制度，取消各种各样的无效率的限制，改登记制度为备案制度；各地方城市根据自己城市的具体情况制定市民活动促进条例等。其次，作为支援对策，不能有损非政府组织的自发性和主体性；最后，国家、城市政府、企业、民间团体等要根据各自的作用对非政府组织进行资金、人员、信息咨询等各方面支援。政府要在制度上与非政府组织之间建立合作伙伴关系，如在财政上给予积极的支持，包括直接的财政项目拨款，也包括间接的支持，在市民社会组织融资和公共服务收费方面提供更多的空间。在专业技术上给予积极的培训和帮助，在公共管理上，让非政府组织参与到公共问题的解决、公共事务的管理和公共服务的提供上，并发挥其独特的重要作用。

第二篇　实践篇

第四章　鄂尔多斯市健康城市建设实践与探索

第一节　鄂尔多斯市健康城市建设历程

随着健康中国建设的战略决策、健康内蒙古建设的战略任务的提出，全国和全区卫生与健康大会的相继召开，以及《"健康中国2030"规划纲要》的颁布，健康鄂尔多斯建设拉开帷幕。

综观鄂尔多斯市健康城市探索发展历程，目前主要经历了两个阶段，即从2012年至2016年对标国际创建健康城市阶段和2017年至今的深化全市健康城市建设阶段。鄂尔多斯市就积极探索开展健康城市建设，至今已有十余年的时间，成效初显，2018年、2020年两届被评为全国"健康中国年度标志城市"。

自2012年，鄂尔多斯市启动健康城市建设工作以来，就得到了鄂尔多斯市委、市政府的高度重视和支持，成立了市政府主要领导任组长的鄂尔多斯市建设健康城市领导小组，搭建了健康城市建设组织领导架构及其办事机构和基层工作网络。以创建国际健康城市为契机，对标国际标准，从市政府层面对健康城市建设工作进行动员部署。先后出台了《关于创建国际健康城市的决定》（鄂党字〔2012〕19号）、《关于转发鄂尔多斯市创建国际健康城市工作方案的通知》（鄂府办发〔2012〕44号）等文件。其中明确指出2012年的工作任务之一就是要聘请世界卫生组织及国内相关专家评审完善《鄂尔多斯市建设健康城市指标体系》和《鄂尔多斯市建设健康城市考评体系》，这在当时的内蒙古乃至整个西北地区在关于建设健康城市方面都属于十分具有前瞻性和创新性的举措。鄂尔多斯在健康城市建设这方面走在了时代的前列。方案中还要求，在巩固"全国文明城市"和"国家卫生城市"创建成果的基础上，建立"国际健康城市"建设长效管理机制，使健康城市建设工作步入常态化轨道，并从健康教育、健康单位、健康行动等方面带动整体，优化服务，创新机制，构筑健康管理新模式。

到2017年，为进一步深化全市健康城市建设，探索符合鄂尔多斯市实际的健康城市建设之路，又出台了《鄂尔多斯市健康城市建设工作计划（2017—2020年）》（鄂府发〔2017〕92号），针对健康城市理论指导不够，健康城市城乡发展不均衡；健康服务体系薄弱；空气污染、土壤污染、水污染、矿区环境综合治理等环境健康问题；健康产业有待发展；居民的健康诉求多元等方面现实问题，给出明确的建设目标和建设方向，切实推进了鄂尔多斯市健康城市建设发展，为建设健康鄂尔多斯奠定了坚实基础（政策支持详见表4-1）。

表4-1　　　　　　　**鄂尔多斯市健康城市政策梳理**

序号	文件名称	时间
1	《鄂尔多斯市人民政府办公厅关于转发鄂尔多斯市创建国际健康城市工作方案的通知》（鄂府办发〔2012〕44号）	2012年6月7日
2	《鄂尔多斯市委、市人民政府关于创建国际健康城市的决定》（鄂党字〔2012〕19号）	2012年6月12日
3	《鄂尔多斯市委办公厅、市人民政府办公厅关于成立鄂尔多斯市健康城市工作委员会的通知》（厅发〔2013〕29号）	2013年5月7日
4	《鄂尔多斯市人民政府办公厅关于印发国际健康城市基础工程实施方案的通知》（鄂府办发〔2015〕39号）	2015年4月3日
5	《鄂尔多斯市人民政府关于印发鄂尔多斯市健康城市建设工作计划（2017—2020年）的通知》（鄂府发〔2017〕92号）	2017年6月19日
6	《鄂尔多斯市人民政府办公室关于印发健康鄂尔多斯行动实施方案的通知》（鄂府办发〔2020〕33号）	2020年3月25日

2018年鄂尔多斯市委、市人民政府出台了"健康鄂尔多斯2030"实施方案。该方案将健康鄂尔多斯建设分为三步，分别明确到2020年、2025年、2030年的建设目标，把优化健康环境、营造健康文化氛围、提

升城镇乡村宜居水平、深入开展爱国卫生运动等方面工作作为重点任务，并要求要加强组织领导，强化人才保障，提高社会参与，拓展交流合作，加强监测评估。该方案的印发，为健康鄂尔多斯的建设提供了先进的理论依据和政策保障，对健康城市建设，提高人民生活水平具有十分重要的意义。同年10月份随着"新市民健康城市行——东胜在行动"正式启动，鄂尔多斯"新市民健康城市行"接力宣传服务系列活动圆满完成。自2017年以来，该系列活动在全市9个旗区相继开展。活动以提升流动人口居民健康素养水平、提高流动人口居民健康知识知晓率为目标，以流动人口基本公共卫生计生服务均等化、流动人口健康教育和促进工作为重要抓手，通过创建流动人口健康促进示范企业、示范学校、示范街道（乡、镇）、示范社区（嘎查、村）、示范家庭等，积极树立先进典型，努力营造浓厚氛围。活动基础不断夯实，活动内涵逐渐丰富，活动影响持续扩大，活动成效日益显著。活动接力开展期间，各旗区因地制宜，在做好规定动作的基础上，有机结合自身实际，涌现出了一批特点鲜明的好经验、好做法，这些经验也为后来的工作提供了帮助。

随后，2020年3月25日，鄂尔多斯市人民政府印发了《健康鄂尔多斯行动实施方案》，方案中结合现实的发展变化对健康鄂尔多斯做出了更进一步的建设，更高层次的要求，例如提出心脑血管疾病防治、癌症防治、糖尿病防治等新内容都是根据近几年城市居民相关数据得出，是具有科学性和时代性的指导方案。在2021年5月24日，鄂尔多斯当选健康中国行动创新模式首批试点城市，成为全国首批十五个试点城市之一。

鄂尔多斯作为国家规划呼包鄂榆城市群和黄河"几"字弯都市圈重要组成部分，内蒙古经济发展的火车头，必然要赋予健康鄂尔多斯建设以先进性、基础性的支撑地位，而这次当选健康中国行动创新模式首批试点城市，也是全国对鄂尔多斯市"健康鄂尔多斯"行动的肯定，鄂尔多斯在下一步工作中也会继续完善工作方案、积极探索有效工作方法、全方位推进各项任务有效落实，推动健康鄂尔多斯行动向纵深发展。不仅如此，鄂尔多斯力求建立起属于自己的健康影响评价体系，总结十年来健康城市建设的相关经验，为"健康内蒙古"和"健康中国"贡献出自己的力量和智慧。同年11月16日，鄂尔多斯市爱卫办发布

"健康鄂尔多斯"标识，鄂尔多斯也将继续推进健康鄂尔多斯行动，实现城市建设与人的健康协调发展。

第二节　鄂尔多斯"健康城市"形象标识（LOGO）的征集与确定

为贯彻落实中共中央、国务院《"健康中国2030"规划纲要》、《国务院关于实施健康中国行动的意见》（国发〔2019〕13号）、《国务院关于深入开展爱国卫生运动的意见》（国发〔2020〕15号）等文件精神，依据《内蒙古自治区人民政府关于印发健康内蒙古行动实施方案的通知》（内政发〔2019〕11号）要求，进一步推动健康鄂尔多斯行动，助力健康中国、健康内蒙古建设，更好地推广健康城市理念，以利于在系列宣传活动中更好地提升全民的健康意识，2020年11月30日鄂尔多斯市爱卫办在多媒体平台向全社会公开发布征集"健康鄂尔多斯"形象标识"LOGO"的公告。在公告中明确了征集时间、范围、作品要求和投稿方式等基本信息，并做了知识产权声明。全国各地专家、学者积极投稿参与设计，提出宝贵意见，从161幅征集的作品中选出1个中标奖，5个入围奖。通过组织筹划、网上征集、专家评审、反馈整改等规范流程。确定了"健康鄂尔多斯"形象标识。（如图4-1所示）

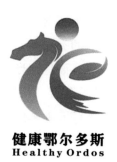

图4-1　"健康鄂尔多斯"形象标识

该标识以健康的首拼"jk"和鄂尔多斯的首拼"e",演绎出"骏马、太阳、哈达、草原、湖泊、蓝天、绿叶、人"之形,简洁醒目的体现出鄂尔多斯民族文化、地域特点和健康文明、绿色环保、幸福宜居的城市环境。

"骏马"寓意为一马当先、龙马精神,象征着鄂尔多斯健康事业飞速发展、自强不息、奋斗不止的发展步伐。同时,也体现坚韧不拔、勇往直前、忠于职守、甘于奉献的"蒙古马精神"。"太阳"寓意为希望、生命、力量和生机,象征着鄂尔多斯人民热情、高尚,追求美好健康的幸福生活。也体现鄂尔多斯健康事业蒸蒸日上、和谐发展。"哈达"是吉祥的象征,祝福的表达,敬重的表现。代表着鄂尔多斯人民热情好客、宽广包容。"草原、湖泊、蓝天、绿叶"寓意为鄂尔多斯大草原优美和谐的生态环境。体现了鄂尔多斯人民守望相助、百折不挠、科学创新、绿富同兴的"治沙绿化精神"。整体标识"人"犹如充满朝气、健康活力的人形,体现了鄂尔多斯城市发展坚持以人为本,着力打造健康环境,倾力做好健康服务,使健康鄂尔多斯理念深入人心。

这一健康城市标识目前已经在"鄂尔多斯健康宝""爱卫视界""健康鄂尔多斯官方"等小程序、公众号中作为头像 LOGO 使用。今后,该形象标识将在公共服务及多媒体平台广泛运用,对宣传"鄂尔多斯健康城市"形象和深入推进健康鄂尔多斯行动起到极大的促进作用。

第三节　健康城市建设现状分析（基线调查）

一　鄂尔多斯基本情况

鄂尔多斯介于北纬 $37°35'24''$—$40°51'40''$,东经 $106°42'40''$—$111°27'20''$之间,位于内蒙古自治区西南部,地势呈西北高东南低,属北温带半干旱大陆性气候区,冬夏寒暑变化大,总面积 8.7 万平方公里,辖 7 旗 2 区。鄂尔多斯市是国家规划的呼包鄂榆城市群和黄河"几"字弯都市圈的重要组成部分,是一座多能、多业、多景、多联、多福之城,并先后获评全国文明城市、国家卫生城市、中国最具幸福感城市等殊荣。

近年来,鄂尔多斯市坚持以习近平新时代中国特色社会主义思想为指导，深入贯彻落实习近平总书记对内蒙古重要讲话重要指示批示精神，守望相助，团结奋斗，经济社会发展全面进步，成为内蒙古经济发展的火车头，综合经济实力稳居国家中西部城市前列。

（一）人口状况

根据第七次人口普查数据，截至 2020 年末鄂尔多斯市常住人口 215.4 万，其中，汉族人口 192.4 万，占 89.3%，蒙古族人口 20.8 万，占 9.7%，其他少数民族人口 2.1 万，占 1%；男性人口为 115.5 万人，占 53.62%，女性人口为 99.9 万人，占 46.38%；0—14 岁人口为 38.9 万人，占 18.06%，15—59 岁人口为 144.0 万人，占 66.85%，60 岁及以上人口为 32.4 万人，占 15.04%，其中 65 岁及以上人口为 21.1 万人，占 9.80%；城镇人口 166.8 万，占 77.4%，乡村人口 48.6 万，占 22.6%；全市常住人口中，人户分离人口为 144.6 万人，其中，市辖区内人户分离人口为 13.8 万人，流动人口为 130.8 万人。流动人口中，跨自治区流入人口为 38.7 万人，自治区内流动人口为 92.1 万人。

（二）民族宗教

鄂尔多斯是一个多民族多宗教的少数民族地区，域内居住生活着蒙古、汉、满、回、藏、苗、黎、达斡尔、土家、朝鲜等 41 个民族；共有佛教（包括藏传佛教、汉传佛教）、道教、伊斯兰教、天主教和基督教 5 种宗教。信仰藏传佛教的主要是蒙古族，信仰汉传佛教、天主教的主要是汉族，信仰伊斯兰教的主要是回族。

（三）经济发展状况

2020 年鄂尔多斯完成地区生产总值 3533.7 亿元，按可比价计算，比上年下降 2.9%，在全国地级市中居 64 位。三次产业结构比例为 3.8∶56.8∶39.4，非煤产业占规模以上工业比 32%。一般公共预算收入 464.9 亿元，同比下降 7.2%。城乡居民人均可支配收入分别达到 50306 元和 21576 元，分别增长 1.1%、7.5%。

近年来，投入扶贫资金 3.9 亿元，巩固脱贫成果，全面补齐"两不愁三保障"和安全饮水短板。健全完善扶贫资产"三本台账"，形成扶贫资产 16.1 亿元。大力推进易地扶贫搬迁后续产业扶持，1587 户 3959 名集中搬迁贫困人口稳定增收，新时代脱贫攻坚目标任务如期完成。

（四）自然资源

鄂尔多斯资源富集，已探明矿藏50多种，是国家重要的能源基地。高岭土、天然碱、食盐、芒硝、石膏、石灰石、紫砂陶土等资源储量巨大。盛产被称为"纤维宝石"和"软黄金"的阿尔巴斯白山羊绒。全市耕地总面积620万亩，其中有效灌溉面积368万亩；草原总面积9785.2万亩，其中可利用草原8739.1万亩。

二　鄂尔多斯市健康城市建设现状分析

作为卫生城市的升级版，健康城市建设与卫生城市创建的目标是一致的，都是为了提高人民群众健康水平。两者相比，卫生城市更注重硬件，重点在改善城乡环境卫生状况，重点解决预防控制传染病、寄生虫病、地方病等问题。而健康城市以卫生城市为基础，更加突出全面的社会健康管理，更加注重软件，注重进一步综合提升健康环境、健康社会、健康文化、健康服务和健康人群，着力解决慢性病等公共卫生问题，全面促进群众身心健康。针对鄂尔多斯市健康城市建设情况，将从以下几个方面具体分析。

（一）健康环境

鄂尔多斯市通过整合卫生城镇创建、健康城市建设、城乡环境综合治理等方面的资源，将健康环境、生态文明与环境保护紧密结合，实施大气、水环境治理，开展城乡环境卫生整洁行动，特别是在解决农牧民最关心、最现实、最迫切的村庄环境卫生难题上，有针对性地对黄河沿岸村庄、城乡接合部、苏木乡镇镇区、道路交通沿线等重点区域进行集中整治、集中攻坚，全市农村牧区环境明显改善，城乡基础设施日臻完善，服务功能不断加强，管理水平显著提升，环境质量不断提高，营造了整洁有序、健康宜居的城乡环境。

1. 居住环境

近年来，随着健康环境建设的不断深入推进，鄂尔多斯市居民的居住环境目前处于一个相对较好的水平。从2016—2020年各项健康居住环境指标来看，各项指标虽有波动但基本在可控范围之内。目前，鄂尔多斯市道路面积6169.0万平方米，燃气普及率达94.6%，城镇居民人均住房建筑面积41.4平方米，农牧民人均住房面积43.5平方米（详见表4-2）。

表4-2   2016—2020年鄂尔多斯市健康居住环境情况

年份	人均道路面积（平方米）	燃气普及率（%）	道路清扫保洁面积（万平方米）
2016	49.32	94.56	6857.00
2017	51.95	92.49	6243.00
2018	49.18	92.03	6115.43
2019	50.03	92.49	6326.03
2020	47.68	94.56	6326.83

2. 空气质量

近年来，鄂尔多斯市持续开展大气污染防治工作，坚决打赢蓝天保卫战，开展"雷霆斩污"环境执法专项行动，通过开展"百日攻坚"行动、矿区环境综合整治、重点行业污染治理升级改造、重点行业VOCs综合治理、扬尘污染可视化实时化监管、实行区域露天矿山夜间停产等措施，持续改善大气环境质量。从2016—2020年各项主要空气质量指标来看，鄂尔多斯市空气质量虽有波动，但空气质量总体良好，较为稳定。环境空气质量优良天数占比在85%及以上；除去沙尘暴天气，重度及以上污染天数为0（详见表4-3、图4-2）。

表4-3   2016—2020年鄂尔多斯市大气环境情况

年份	全市空气环境优良天数（天）	环境空气质量优良天数占比（%）	重度及以上污染天数（天）	年平均PM2.5浓度（ug/m³）
2016	338	92.3	0	63
2017	343	94.0	0	72
2018	320	87.7	0	66
2019	323	88.5	0	57
2020	332	90.7	0	58

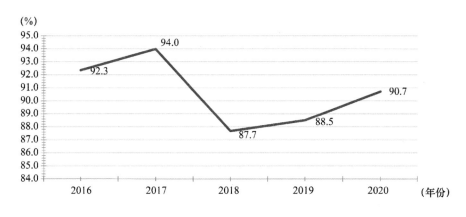

图 4 - 2　环境空气质量优良天数占比

3. 水环境质量

近年来，鄂尔多斯市持续开展水污染防治工作，全力打好碧水保卫战，通过全域治理生活源，全面控制工业源，推进煤化工高盐水分盐结晶工作，开展流域综合治理，加强饮用水水源保护，以及创新实施《鄂尔多斯市水环境生态考核补偿办法（试行）》等措施，综合运用资金奖罚、预警通报、约谈问责、区域限批等方式，倒逼旗区压实治理责任，实现了乌兰木伦流域水质的历史性转变，完成呼包鄂跨界水源地综合整治，稳步提升水环境质量。从各项指标来看，治理效果较好。截至目前，全市重点流域Ⅰ—Ⅲ类优良水质占比 85% 以上，国家考核的 7 个断面全部达标；全市地表水丧失使用功能（劣Ⅴ类）水体断面比例为 0%；城市建成区无黑臭水体；城镇以上集中式饮用水水质达标率 100%，生活饮用水水质达标率 85.7%（详见表 4 - 4、图 4 - 3）。

4. 土壤污染防治

近年来，鄂尔多斯市持续开展土壤污染防治工作，扎实推进净土保卫战，通过持续开展建设用地土壤污染状况调查，建立土壤监测清单，农业面源污染防治，加油站地下油罐防渗改造，规范园区渣场建设，固体废物排查整治，推动污水处理厂污泥无害化处置等工作，有效提升了土壤污染防治能力。截至目前，鄂尔多斯市污染地块安全利用率 100%，污水处理率达 98.4%，生活垃圾处理率为 99.9%（详见表 4 - 5）。

表 4 - 4　　　　　　2016—2020 年鄂尔多斯市水环境情况

年份	生活饮用水水质达标率（%）	地表水水质优良的比例（%）	集中式饮用水水源地达标率（%）	用水普及率（%）
2016	71.4	100	100	99.13
2017	71.4	100	100	99.11
2018	71.4	100	80	99.21
2019	85.7	75	80	99.29
2020	85.7	75	100	99.56

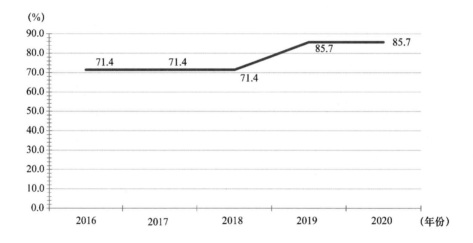

图 4 - 3　生活饮用水水质达标率

表 4 - 5　　2016—2020 年鄂尔多斯市污水处理和生活垃圾处理情况

年份	污水处理率（%）	生活垃圾处理率（%）
2016	95.13	97.02
2017	96.17	97.35
2018	96.93	98.47
2019	98.5	99.4
2020	99.38	99.91

5. 生态文明建设

近年来，鄂尔多斯市坚持"绿水青山就是金山银山"的发展理念，按照"划框子、定规则、强基础、抓落实"的总体思路，以改善生态环境质量为核心，建立以落实生态保护红线、环境质量底线、资源利用上线和生态环境准入清单的"三线一单"为核心的生态环境分区管控体系，推动了鄂尔多斯市绿色发展方式和生活方式，筑牢生态安全屏障。从指标数据来看，生态环境质量改善工作还要常抓不懈，高质量开展。截至目前，全年共完成造林面积 120.9 千公顷，森林覆盖率 27.3%，植被覆盖度稳定在 70% 以上。鄂尔多斯市建成区绿地率达 41.2%，建成区绿化覆盖率达 44.6%，人均公园绿地面积达 32.7 平方米（详见表 4-6）。

表 4-6 　　　　2016—2020 年鄂尔多斯市建成区绿化情况

年份	人均公园绿地面积（平方米）	森林覆盖率（%）	建成区绿地率（%）	建成区绿化覆盖率（%）
2016	32.16	26.7	40.15	43.27
2017	35.55	26.72	40.79	43.87
2018	33.89	26.86	41.04	44.08
2019	33.31	27.03	41.02	43.49
2020	32.66	27.3	41.23	44.55

6. 病媒生物防制工作

病媒生物防制工作作为卫生城市和健康城市建设的重要内容，鄂尔多斯市一直高度重视病媒生物预防控制工作。将其作为建设工作的重点内容，并遵循以环境治理为主的综合预防控制原则，坚持政府组织与全社会参与相结合、鼓励个人和家庭搞好居家卫生的方针开展工作。通过充分宣传发动各旗区、单位、社区和街道，组织干部群众开展除"四害"活动，既普及了病媒生物防制知识，又有效降低了"四害"密度。

坚持遵循"环境治理为主、化学防制为辅"的综合防制方针,积极开展科学合理用药;坚持专业队伍与群群控相结合的病媒生物防制工作方式,确保了各旗区鼠密度控制水平均达到国家 C 级以上标准;坚持专业防制的工作要求,通过组织开展不同层次不同人群的病媒生物防制知识培训班,提升了不同战线工作人员的业务能力,为有效开展病媒生物防制工作奠定了良好基础。截至目前,鄂尔多斯市建成区 16 个街道主要病媒生物密度控制水平均达到 A 级标准(详见图 4-4)。

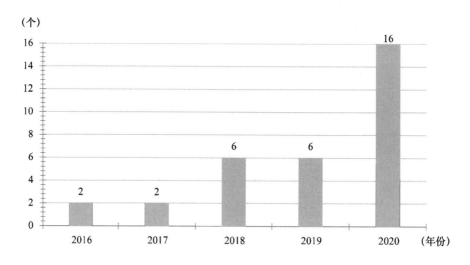

图 4-4   主要病媒生物密度控制水平均达到 A 级标准数量

7. 改厕工作

厕所是衡量文明的重要标志,改善厕所卫生状况直接关系到国家人民的健康和环境状况。截至 2020 年,鄂尔多斯市共有 1365 座公共厕所,公共厕所设置密度为 4.9 座/平方公里。加大农村户厕改造力度,采取"宜水则水、宜旱则旱"和"群众自愿、有序实施"的原则,采取"户外补贴、户内自筹"的方式推进户厕改造,全市无害化卫生厕所平均普及率达 51.3%,累计完成户厕改造 6.2 万户,卫生厕所普及率达 47.8%,高于全区 23.8% 的平均水平(详见表 4-7)。

表 4 - 7　　　　2016—2020 年鄂尔多斯市公共厕所设置密度

年份	公共厕所数（座）	建成区面积（平方千米）	公共厕所设置密度（座/平方千米）
2016	1275	269.37	4.7
2017	1297	269.7	4.8
2018	1325	271.15	4.9
2019	1348	277.01	4.9
2020	1365	277.01	4.9

（二）健康社会

2020 年，面对新冠肺炎疫情的冲击和宏观经济下行的压力，鄂尔多斯市委、市政府深入贯彻中央和自治区各项决策部署，统筹推进疫情防控和经济社会发展，扎实做好"六稳"工作，全面落实"六保"任务，着力推动高质量发展，全市经济持续回稳，逐步恢复常态社会大局和谐稳定。

1. 物价

2020 年全市主城区居民消费价格总水平比上年同期上涨 2.0%。分类别看，食品烟酒类价格上涨 6.9%，衣着类上涨 2.9%，居住类下降 0.1%，生活用品及服务类上涨 0.7%，交通和通信类下降 4.3%，教育文化和娱乐类上涨 0.5%，医疗保健类上涨 1.2%，其他用品和服务类上涨 6.6%。

2. 就业

2020 年全市城镇新增就业人数 22614 人，失业人员再就业 2759 人，就业困难人员再就业 3115 人。年末全市城镇实有登记失业人员 27164 人。城镇登记失业率为 3.02%，比上年增长 0.17 个百分点。

3. 社会保障

近年来，鄂尔多斯市着力解决医疗保障发展不平衡不充分的问题，持续推进全民医疗保障制度改革，通过持续扩大基本医疗保险覆盖面、医保扶贫、开展打击欺诈骗保专项治理工作、增强两定机构监管能力、规范异地就医直接结算、简化备案流程等手段措施，在破解看病难、看病贵问题上取得了较大的进展。截至目前，鄂尔多斯市城镇职工基本医疗保险参保人数 457944 人，较"十三五"期初 350765 人增加了 107179 人，增幅为 30.56%，收缴基金 281508 万元，较期初 135051 万元增幅达 108.45%；生育保险参保人数 329619 人，较期初增加了 87800 人，增幅为 36.31%，收缴基金 23428 万元，较期初收入增加 13442 万元，增幅为 134.61%；城乡居民医疗保险参保人数 1182093 人，个人缴费收入 50279 万元。

4. 健身活动

鄂尔多斯市自实施全民健身计划以来，不断推进全民健身与全民健康深度融合，先后成功承办第十届全国少数民族传统体育运动会，举办了 3 届鄂尔多斯国际那达慕大会、4 届鄂尔多斯国际马拉松等 50 项国内外大型品牌赛事，参与度、影响力和辐射带动作用不断提高。竞技体育水平持续提升，建成国家级高水平体育后备人才基地 1 个、自治区级 4 个，向国家、自治区体育专业运动队输送优秀运动员 120 人，在奥运会等国际国内大型比赛中摘金夺银。体育产业多元化发展，初步形成了以赛车、赛马运动为核心的体育产业集聚区，鄂尔多斯国际赛车场被评为国家级体育产业示范项目。截至目前，鄂尔多斯市国家一级社会体育指导员 453 人，国家二级社会体育指导员 1973 人。年内成功承办 4 项省级重要体育赛事。鄂尔多斯市 9 个旗区共有 209 个社区全民健身点，全民健身体系日趋完善。旗区综合性全民健身活动中心、苏木乡镇全民健身活动站点、嘎查村全民健身设施覆盖率均达 100%，社区全民健身设施覆盖率达 98%，人均体育场地面积 2.95 平方米，超出全国平均水平 0.87 平方米。

5. 食品安全

近年来，鄂尔多斯市坚决落实"四个最严"要求，加强"四大安全"监管，有效管控风险，推行"四化监管"、餐饮单位"4D""五常""六 T"等精细化管理模式，深入实施餐饮服务食品安全量化分级管理工作，牢牢守住安全底线，安全形势总体向好。截至目前明厨亮灶率已达 95.9%，餐饮业量化分级率为 97.8%，完成 16312 户食品许可经营单位、1288 家食品生产企业和食品生产加工小作坊风险分级评定工作；完成食品安全快检 6651 批次，合格率为 99.4%；全市快检食品 1158 批次，合格率 99.7%；完成对 25 大类共 1188 批次食品的抽检检测，监督抽检样品合格率为 99.07%，高于食品抽样检验 3 批次/千人。

6. 职业安全

为深刻吸取内蒙古鄂托克旗华冶煤焦化有限公司"4.30"煤气管道泄漏爆燃事故教训，鄂尔多斯市分阶段开展安全生产专项大检查，深入推进专项执法检查，切实查找企业安全生产突出问题，严厉打击企业违法行为，截至 2020 年 6 月 4 日，已全部完成对 81 家危险化学品生产、储存企业 350 个重大危险源的集中现场检查工作，共发现各类问题隐患 1597 项。从数据指标来看，接尘工龄不足 5 年的劳动者新发尘肺病报告例数占年度报告总例数比例（%）有明显下降（详见表 4 - 8）。

表 4 - 8　　　接尘工龄不足 5 年的劳动者新发尘肺病报告例数占年度报告总例数比例

年份	经职业病诊断机构诊断的接尘工龄不足 5 年的劳动者新发尘肺病报告例数（例）	年度报告总例数（例）	比例（%）
2016	15	144	10.4
2017	2	50	4.0
2018	3	80	3.8
2019	0	112	0
2020	0	84	0

7. 文化教育

鄂尔多斯市始终坚持党建统领教育事业发展，以保障投入为先导，以立德树人为根本任务，以队伍建设为抓手，以公平为基础，以质量为核心，以健康为使命，以安全为底线，持续推进鄂尔多斯市教育事业向注重科学发展、均衡发展、内涵发展的方向转型。通过"全面改薄"

工程、中小学幼儿园校舍建设等系列工程，构建起"一项目一主题五段式"教师培养模式，实施学校、家庭、社会"三位一体"协同育人策略等手段措施，使国防教育、民族团结进步教育、关心下一代等工作都取得了新进展。截至目前，鄂尔多斯市"大班额""超大班额"基本消除，学前三年毛入园率达98.5%，九年义务教育巩固率达96.5%，高中阶段毛入学率达98.5%。与2010年第六次全国人口普查相比，全市常住人口中，15岁及以上人口的平均受教育年限由9.21年提高至10.22年（详见图4-5）。

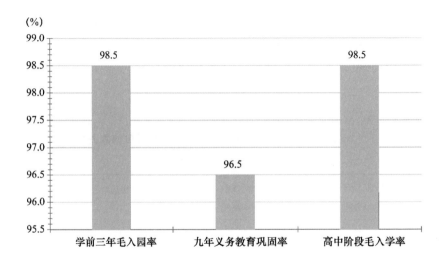

图4-5 鄂尔多斯市2020年各阶段教育入学情况

8. 养老

近年来，鄂尔多斯市不断构筑健康养老服务体系，积极探索多种医养结合方式，统筹安排健康养老产业，有医养结合机构17家，14家医养结合机构为医保定点单位，6家康复护理医院拓展养老服务。各级养老机构共有医养结合床位5158张，在各类医疗机构开设老年病科的比例达到50%以上，设置老年病床600张。各医养结合单位积极与北京、海南、新疆、西安等省市建立协作关系，建设"南北、北北养生养老产业联盟"，发展集医疗、旅游、养老、养生为一体的候鸟旅居式养老模式。目前，已与 41 个城市 46 家机构签订《旅居候鸟养老合作协议书》，形成产业联盟，已接待外地老人 15 万余人次。城市核心区现有鑫海颐和院、中华情医养院、康巴什仕博国际健康城等养老机构，在东胜区罕台镇形成了规模较大的健康养老机构聚集区，推动了鄂尔多斯市健康产业、服务业发展。

9. 健康细胞工程

近年来，鄂尔多斯市"健康细胞工程"稳步推进，按照自治区卫健委、爱卫办制定的健康促进学校、医院、机关、企业、社区和家庭等"健康细胞"创建工作方案和标准，通过整体推进、重点突破、培育示范亮点等方式，结合鄂尔多斯市健康城市建设总体要求，全面推进"健康村镇""健康社区""健康家庭""健康医院""健康单位""健康学校"等健康细胞建设工作，筑牢了健康鄂尔多斯建设的微观基础。截至目前，鄂尔多斯市共创成健康单位 706 个；同时，以创促建，以点带面，着重培育打造健康城市示范单位 55 个。

（三）健康服务

1. 卫生资源拥有量

近年来，鄂尔多斯市以医联体建设为抓手，有序实施分级诊疗制度建设，推行"基层检查、上级诊断"模式，避免重复投入和建设，实现优质医疗资源共享。率先推行编制人事制度改革，建立现代医院管理制度，逐步实现薪酬动态调整，绩效工资总量继续向专科医院倾斜。截至 2020 年末，共有各类医疗卫生机构 1747 个。其中公立医院 24 个，三级医院 8 个，民营医院 72 个，乡镇卫生院 89 个，村卫生室 599 个，社区卫生服务中心 37 个，社区卫生服务站 65 个，妇幼保健机构 9 个，疾病预防控制机构 10 个，卫生监督机构 9 个，中心血站 1 个，120 医疗救援指挥中心 1 个，爱卫办 1 个。全市医疗卫生机构共有床位 12580 张，每千人口医疗卫生机构床位数 5.8 张/千人。（详见表 4 - 9）。

表4-9 　　　　　　　2016—2020年鄂尔多斯市卫生资源

年份	年末全科医生数	每万人口全科医生数	年末专业公共卫生机构人员数	每万人口拥有公共卫生人员数	年末医疗卫生机构床位总数	每千人口医疗卫生机构床位数
2016	490	2.4	1703	8.3	11022	5.4
2017	496	2.4	1787	8.6	11404	5.5
2018	503	2.4	1813	8.7	12379	6.0
2019	511	2.4	1901	9.1	12681	6.1
2020	505	2.3	2153	10.0	12580	5.8

2. 中医药（蒙医药）服务

近年来，鄂尔多斯市中医（蒙医）药事业得到进一步发展，中医药（蒙医药）服务网络日趋完善，全市规范建设"中医馆（蒙医馆）"118个，100%的乡镇卫生院、社区卫生服务中心建设中医（蒙医）综合服务区。鄂托克前旗阿吉泰健康养生园被确定为第一批国家中医药健康旅游示范基地创建单位。蒙医中医"治未病"预防保健服务能力日益增强，全市各级公立蒙医中医医院都设置有蒙医中医"治未病"科和"康复科"。从指标数据来看，鄂尔多斯市自2016—2019年期间提供中医药服务的基层医疗卫生机构占比是稳步上升的，而2020年因基层医疗卫生机构总量增加导致了指标数据占比下降（详见表4-10、图4-6）。

表4-10 　　　　2016—2020年鄂尔多斯市提供中医药服务的
基层医疗卫生机构占比

年份	能够提供中医药服务的社区卫生服务机构、乡镇卫生院数量占比			能够提供中医药服务的村卫生室数量占比		
	能够提供中医药服务数量	社区卫生服务机构、乡镇卫生院总数	占比（%）	能够提供中医药服务数量	村卫生室数量	占比（%）
2016	131	139	94.2	171	253	67.6
2017	131	136	96.3	161	240	67.1

续表

年份	能够提供中医药服务的社区卫生服务机构、乡镇卫生院数量占比			能够提供中医药服务的村卫生室数量占比		
	能够提供中医药服务数量	社区卫生服务机构、乡镇卫生院总数	占比（%）	能够提供中医药服务数量	村卫生室数量	占比（%）
2018	132	136	97.1	163	238	68.5
2019	131	132	99.2	303	356	85.1
2020	139	166	83.7	336	589	57.0

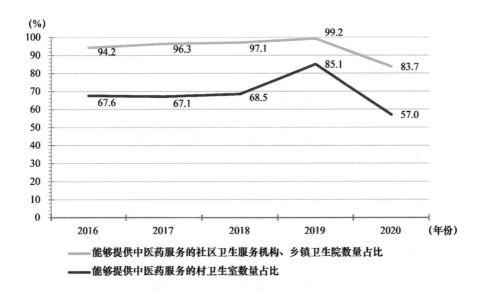

图4-6　2016—2020年鄂尔多斯市提供中医药服务的基层医疗卫生机构占比

3. 保健服务

近年来，鄂尔多斯市切实推进基本公共卫生服务，通过科学规划乡级卫生服务中心，打造8个基层医疗卫生服务区域中心，使每个中心辐射周边3—4个卫生院，555个嘎查村卫生室全部达到标准化建设要求，并实行一体化管理，配备流动村卫生室75台，建立固定与流动相结合的卫生服务模式，农村牧区实现"一乡一院、一村一室"的目标，城镇基本实现"15分钟健康服务圈"的目标,全市农村牧区基本医疗服务实现全覆盖。基本公共卫生服务经费提高到79元,14类基本公共卫生服务向全民免费提供。高血压患者规范管理率提高到74.05%,糖尿病患者规范管理率提高到71.75%,严重精神障碍规范管理率提高到96.91%,老年人健康规范管理率提高到70.83%,服务对象满意度达到90%。此外,在妇幼健康服务上有长足的进展,为探索在健康城市建设中推动健康中国行动落地落实,鄂尔多斯市以妇幼健康促进行动、癌症防治行动中的宫颈癌防治为重点内容,创新方式方法,推进健康城市建设。

(1)慢性病规范管理情况

慢性病的患病、死亡与经济、社会、人口、行为、环境等因素密切相关。随着人们生活质量和保健水平不断提高,人均预期寿命不断增长,老年人口数量不断增加,我国慢性病患者的基数也在不断扩大,慢性病患者的规范管理问题也随之加剧。

2020年,鄂尔多斯市共有高血压患病人数125000人,其中规范管理人数为103779人,规范管理率为83%;糖尿病患病人数38608人,规范管理人数为27703人,规范管理率为71.8%。从2017—2020年鄂尔多斯市高血压和糖尿病的规范管理率变化趋势来看,2020年受疫情和人口基数的变大等因素影响,鄂尔多斯市高血压和糖尿病规范管理率较2019年均有所下降(详见表4-11、图4-7、图4-8)。

表4-11　　2017—2020年鄂尔多斯市慢性病规范管理情况

年份	高血压			糖尿病		
	患病人数(人)	规范管理人数(人)	规范管理率(%)	患病人数(人)	规范管理人数(人)	规范管理率(%)
2017	110006	85786	78	30513	21372	70
2018	110000	95689	87	33921	24533	72.3
2019	110000	101935	92.7	36826	27144	73.7
2020	125000	103779	83	38608	27703	71.8

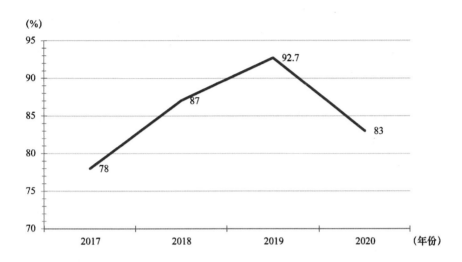

图 4 - 7　2017—2020 年鄂尔多斯市高血压规范管理率

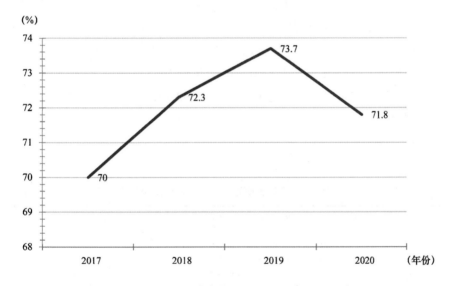

图 4 - 8　2017—2020 年鄂尔多斯市糖尿病规范管理率

（2）重点人群保健服务

鄂尔多斯市通过开展全国计划生育优质服务创建工作，有 3 个旗区被评为全国计划生育优质服务先进单位；通过有序开展 0—3 岁婴幼儿照护工作，市本级被确定为自治区示范盟市，3 个旗区被确定为自治区级示范机构。通过实施母婴安全行动和健康儿童行动计划，有 8 家医疗机构危重孕产妇、新生儿、儿童救治中心标准化建设通过自治区验收，2 所医院被评为自治区妇幼健康服务先进集体，2 所旗妇幼保健院纳入国家保障工程，达拉特旗进入国家妇幼保健机构体制机制创新试点县。在前期开展 2 轮近 50 万适龄妇女免费"两癌"筛查的基础上，进一步强化干预，从 2021 年开始，实施"两癌"防治项目，已为 18835 名 13—18 岁适龄女性免费接种宫颈癌疫苗，继续为 35—64 岁适龄女性免费开展新一轮"两癌"筛查。

（3）儿童健康规范管理

儿童保健工作是卫生工作的重要组成部分，儿童健康规范管理是保健工作中的重点。儿童健康规范管理是指年度辖区内接受 1 次及以上随访的 0—6 岁儿童数占年度辖区内 0—6 岁儿童数的百分比。

2020 年，鄂尔多斯市共有 0—6 岁儿童 166513 人，年内随访 1 次以上的人数为 154139 人，健康管理率为 92.6%。从 2017—2020 年鄂尔多斯市 0—6 岁儿童健康管理变化趋势来看，整体向好（详见表 4 - 12、图 4 - 9）

表 4 - 12　　2017—2020 年鄂尔多斯市 0—6 岁儿童健康管理情况

年份	人数（人）	年内随访 1 次以上人数（人）	健康管理率（%）
2017	155760	141478	90.8
2018	155074	143588	92.6
2019	160588	147289	91.7
2020	166513	154139	92.6

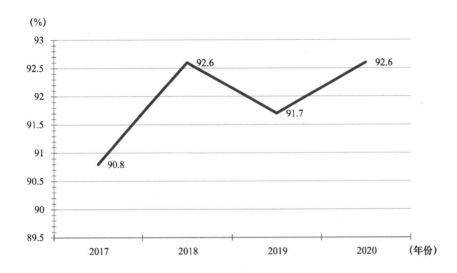

图4-9 2017—2020年鄂尔多斯市0—6岁儿童健康管理情况

2020 年，鄂尔多斯市共有新生儿15391 人，接受新生儿遗传代谢性疾病筛查15117 人，新生儿遗传代谢性疾病筛查率为98.2%（详见表4-13、图4-10）。

表4-13 2018—2020 年鄂尔多斯市新生儿遗传代谢性疾病筛查率

年份	新生儿人数（人）	接受新生儿遗传代谢性疾病筛查人数（人）	新生儿遗传代谢性疾病筛查率（%）
2018	15663	13227	84.4
2019	21164	19859	93.8
2020	15391	15117	98.2

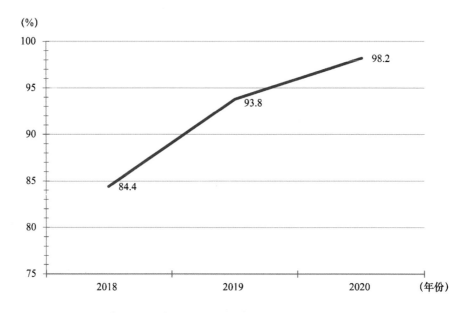

图 4 – 10　2018—2020 年鄂尔多斯市新生儿遗传代谢性疾病筛查率

（4）孕产妇健康管理

孕产妇系统管理是妇幼保健工作中的基础工作，切实做好孕产妇系统管理对妇幼卫生信息收集、重大公共卫生项目和基本公共卫生项目都有一定的影响，对降低孕产妇死亡率、保健儿童身体健康起着重要作用。从 2009 年起，孕产妇健康管理服务被列为国家基本公共卫生服务项目。

孕产妇系统管理是指该地区统计年度内，按系统管理程序要求，从妊娠至产后 28 天内有过孕早期产前检查和怀孕期间至少 5 次产前检查，新法接生和产后访视的产妇人数占该地区该统计年度内活产数的百分比。

2020 年鄂尔多斯市总活产数为 16149 人，接受规定服务的人数为 15185 人，系统管理率为 94.0%。从 2017—2020 年鄂尔多斯市孕产妇管理情况来看，孕产妇系统管理率和产前筛查率均有提高（详见表 4 – 14、图 4 – 11）。

表4-14　　　2017—2020年鄂尔多斯市孕产妇健康管理情况

年份	总活产数（人）	接受规定服务的人数（人）	系统管理率（％）	孕产妇产前筛查人数（人）	产前筛查率（％）
2017	20233	18078	89.3	19512	96.4
2018	18548	16969	91.5	15381	82.9
2019	21572	19714	91.4	19127	88.7
2020	16149	15185	94.0	16064	99.5

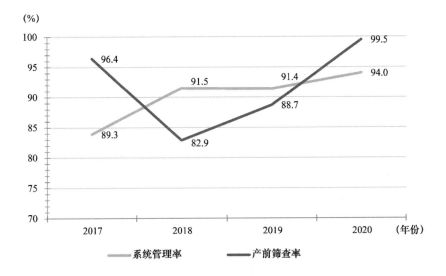

图4-11　2017—2020年鄂尔多斯市孕产妇健康管理情况

（5）严重精神障碍患者规范管理

人们随着生活节奏的加快，产生了较大的社会心理压力，使得我国每年的精神障碍患者人数逐年上升。精神障碍疾病不但给患者身心带来极大的痛苦，还给患者家属和社会带来巨大的经济压力，所以对严重精神障碍患者的规范管理就显得尤为重要。严重精神障碍是指临床表现有幻觉、妄想、严重思维障碍、行为紊乱等精神病性症状，且患者社会生活能力严重受损的一种精神疾病。严重精神障碍患者的规范管理是指每年按照规范要求进行管理的确诊严重精神障碍患者数占所有登记在册的确诊严重精神障碍患者数的比例。

2020 年，鄂尔多斯市共有严重精神障碍患者 9370 人，按照要求进行规范管理的患者数为 9019 人，规范管理率为 96.3%。从 2017—2020 年严重精神障碍规范管理率来看，鄂尔多斯市严重精神障碍患者规范管理能力有较大的提升（详见表 4 – 15、图 4 – 12）。

表 4 – 15　　2017—2020 **年鄂尔多斯市严重精神障碍规范管理情况**

年份	严重精神障碍患者数（人）	按照要求进行规范管理的患者数（人）	规范管理率（%）
2017	8767	7187	82.0
2018	8966	7986	89.1
2019	9209	8760	95.1
2020	9370	9019	96.3

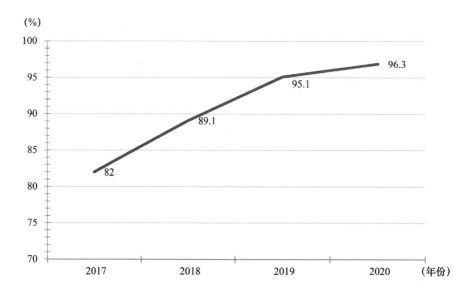

图 4 – 12　2017—2020 年鄂尔多斯市严重精神障碍规范管理率

4. 中小学健康服务

近年来，鄂尔多斯市制定落实"两案两图八制度"，指导各级各类学校常态化开展疫情防控，严格执行学校安全工作责任制，建立了明察暗访、网格化管理、隐患销号等制度和校园安全检查体系，健全了安全隐患排查整治长效机制。狠抓"三防"建设，所有公办学校幼儿园实现视频监控联网，强化消防安全。每所中小学均建有1所心理健康教育工作室，配有1名以上专、兼职心理教师（专职配备率90%），中小学校心理健康教育得到加强。符合要求的中小学体育与健康课程开课率达100%。

中小学生的体质健康状况，关系着国家的富强，民族的兴旺，对学生体质的监测是学校体育的一项重要任务。鄂尔多斯市积极推进足球特色学校、美育特色学校、研学（劳动）实践基地等项目建设，深入落实自治区教育厅组织的"七个一"活动，保障中小学生在校内培养体育艺术爱好和特长，在校外实践锻炼。目前，从2019—2020年中小学生的体质健康优良率来看，鄂尔多斯市中小学生的体质健康状况整体不高，并受疫情影响等原因导致体质健康优良率有所下降（详见表4-16）。

表4-16　　2019—2020年鄂尔多斯市中小学生的体质健康状况　　　　单位:%

年份	男生		女生		总计	
	优良率	及格率	优良率	及格率	优良率	及格率
2019	28.2	88.9	36.2	94.3	32	91.6
2020	27.5	87.8	34.9	94.2	31.1	90.9

（四）健康人群

国家卫生与健康发展总目标的主要健康指标有三项：一是平均期望寿命，可以反映出一个社会生活质量的高低，是观察民生状况的一面镜子；二是婴儿死亡率，是反映一个国家和民族的居民健康水平和社会经济发展水平的重要指标，特别是妇幼保健工作水平的重要指标；三是孕产妇死亡率，与婴儿死亡率一样，孕产妇死亡率也是一个国家健康水平的"温度计"。

1. 健康水平

截至 2020 年，鄂尔多斯市人均预期寿命为 76.2，婴儿死亡率为 4.27‰，5 岁以下儿童死亡率为 5.02‰，孕产妇死亡率为 12.38/10 万，除人均预期寿命外，均优于全国 2020 年的平均目标值（人均预期寿命 77.3 岁，婴儿死亡率 7.5‰，5 岁以下儿童死亡率 9.5‰，孕产妇死亡率 18/10 万）。此外，鄂尔多斯市孕产妇贫血率为 4.23%，5 岁以下儿童生长迟缓率为 0.4%，健康素养水平为 21.1%，人民健康水平持续提升（详见表 4 – 17）。

表 4 – 17　　　　2017—2020 年鄂尔多斯市健康水平主要指标

年份	婴儿死亡率（‰）	5 岁以下儿童死亡率（‰）	孕产妇死亡率（1/10 万）	人均预期寿命
2017	3.16	3.90	14.83	—
2018	3.88	4.85	0	—
2019	5.02	4.31	9.27	—
2020	4.27	5.02	12.38	76.2
2020 全国	7.5	9.5	18	77.3
2022 预期值	≤7.5	≤9.5	≤18	77

2. 其他健康指标

截至 2020 年，鄂尔多斯市重大慢性病过早死亡率为 15.03%；肿瘤年龄标化发病率为 0.448%，本项工作于 2019 年启动；国民体质测定工作尚未有效开展。从 2016—2020 年鄂尔多斯市居民发病排名前 10 的病种来看，居民患恶性肿瘤、脑梗塞、冠心病、脑梗死等疾病的比重一直居高不下，慢性阻塞性肺疾病比重不断增高（详见表 4 – 18）。从 2016—2020 年鄂尔多斯市职工发病排名前 10 的病种来看，职工患糖尿病、脑梗塞、恶性肿瘤、腰椎间盘突出等疾病的比重居高不下（详见表 4 – 19）。

表4-18　2016—2020年鄂尔多斯市居民发病排名前10的病种

排名	2016		2017		2018		2019		2020	
	疾病名称	构成比	疾病名称	构成比	疾病名称	构成比	疾病名称	构成比	疾病名称	构成比
1	脑梗塞	5.49%	脑梗塞	5.25%	脑梗塞	5.38%	脑梗塞	4.23%	恶性肿瘤	3.68%
2	恶性肿瘤	5.16%	恶性肿瘤	5.22%	恶性肿瘤	3.30%	恶性肿瘤	3.24%	脑梗塞	3.29%
3	脑梗死	3.68%	脑梗死	3.24%	肺炎	2.77%	肺炎	3.07%	冠心病	2.38%
4	冠心病	3.26%	冠心病	2.95%	冠心病	2.74%	冠心病	2.28%	脑梗死	1.99%
5	腰椎间盘突出	2.34%	腰椎间盘突出	2.63%	脑梗死	2.37%	腰椎间盘突出	2.01%	慢性阻塞性肺疾病	1.96%
6	脑供血不足	2.27%	肺炎	2.22%	腰椎间盘突出	2.31%	慢性阻塞性肺疾病	1.94%	脑梗死	1.92%
7	肺炎	2.20%	脑供血不足	2.15%	上呼吸道感染	1.86%	支气管肺炎	1.87%	腰椎间盘突出	1.86%
8	颈椎病	1.70%	颈椎病	1.77%	慢性阻塞性肺疾病	1.78%	脑梗死	1.57%	肺炎	1.65%
9	剖腹产	1.69%	上呼吸道感染	1.72%	糖尿病	1.54%	上呼吸道感染	1.54%	糖尿病	1.53%
10	上呼吸道感染	1.63%	糖尿病	1.49%	脑供血不足	1.48%	脑梗死后遗症	1.44%	脑梗死后遗症	1.51%

表4-19 2016—2020年鄂尔多斯市职工发病排名前10的病种

排名	2016		2017		2018		2019		2020	
	疾病名称	构成比	疾病名称	构成比	疾病名称	构成比	疾病名称	构成比	疾病名称	构成比
1	糖尿病	6.3%	糖尿病	7.3%	糖尿病	8.1%	糖尿病	7.1%	糖尿病	6.6%
2	脑梗塞	3.5%	脑梗塞	4.2%	脑梗塞	4.9%	脑梗塞	3.9%	脑梗塞	4.3%
3	冠心病	3.2%	冠心病	2.8%	高血压	3.3%	腰椎间盘突出	2.5%	恶性肿瘤	2.8%
4	腰椎间盘突出	2.2%	高血压	2.6%	冠心病	3.0%	脑梗死后遗症	255.0%	腰椎间盘突出	2.6%
5	高血压	2.2%	腰椎间盘突出	2.5%	腰椎间盘突出	2.6%	冠心病	2.4%	脑梗死后遗症	2.5%
6	颈椎病	1.9%	颈椎病	2.2%	脑梗死后遗症	2.1%	高血压	2.3%	冠心病	2.1%
7	脑梗死	1.6%	脑梗死后遗症	1.7%	颈椎病	1.8%	脑梗死	2.2%	高血压	1.9%
8	脑梗死后遗症	1.3%	脑梗死	1.1%	脑梗死	1.5%	恶性肿瘤	1.7%	尿毒症	1.8%
9	牙周病，未特指	0.8%	肺炎	1.1%	肺炎	1.4%	肺炎	1.7%	冠状动脉粥样硬化性心脏病	1.7%
10	肾移植术后	0.7%	恶性肿瘤	1.0%	冠状动脉粥样硬化性心脏病	1.4%	冠状动脉粥样硬化性心脏病	1.5%	脑梗死	1.7%

3. 传染病状况

自新冠肺炎疫情以来，鄂尔多斯市始终坚决落实"四早"要求，压实"四方责任"，慎终如始、如履薄冰，抓紧、抓实、抓细疫情防控各项工作，切实保障人民群众生命安全和身体健康。根据疫情防控形势变化，持续完善防控措施。先后制定了农村牧区疫情防控工作方案、疫情常态化监测预警实施方案、多点触发监测预警工作实施方案、新型冠状病毒核酸检测应检尽检工作方案等。组织召开新冠肺炎疫情风险研判会议，开展培训和应急演练。成立新冠疫情防控督导组，定期开展督导检查并发通告。在防控新冠疫情的同时，全面开展鼠疫防控工作，织密、织细"鼠到人、人到人、出蒙进京"三道防线，4 个疫源旗野外实验室均已建设完成并投入使用，共设立固定监测点 6 个，流动监测点 2 个。

截至 2020 年，甲乙类传染病发病率为 258.48/10 万，甲乙类法定传染病报告前五位病种依次为布病、梅毒、乙肝、肺结核、其他感染性腹泻病。2016 年甲乙类法定传染病报告前五位病种依次为手足口病、肺结核、梅毒、乙肝、布病。较 2016 年对比可以看出鄂尔多斯市主要传染病发病种类发生了较大变化（详见表 4 - 20）。

表 4 - 20　　　2016—2020 年鄂尔多斯市与全国传染病发病率

年份	传染病发病率（1/10 万）		甲类发病率（1/10 万）	乙类发病率（1/10 万）	丙类发病率（1/10 万）
	鄂尔多斯市	全国	鄂尔多斯市	鄂尔多斯市	鄂尔多斯市
2016	356.85	506.59	0	203.36	153.49
2017	412.30	509.54	0	210.87	201.43
2018	345.72	559.41	0	209.46	136.27
2019	425.52	733.57	0	200.06	225.46
2020	258.48	413.63	0	190.94	67.54

从 2020 年鄂尔多斯市法定报告传染病发病、死亡情况来看，发病人

数为 5396 人，死亡人数为 4 人，发病专率 258.48/10 万，死亡专率 0.19/10 万，病死率 74.12%。其中，肺结核发病率为 28.55/10 万，病毒性肝炎发病率为 57.58/10 万、梅毒发病率 45.89/10 万（详见表 4-21）。

表 4-21　　2016—2020 年鄂尔多斯市法定报告传染病发病情况

年份	肺结核 (1/10 万)	病毒性肝炎 (1/10 万)	乙肝 (1/10 万)	痢疾 (1/10 万)	梅毒 (1/10 万)	淋病 (1/10 万)	艾滋病 (例)
2016	49.9242	58.4812	44.6433	1.7114	44.6922	10.9041	10
2017	42.0377	67.4841	49.9197	1.6056	48.3141	8.2713	15
2018	36.2547	70.2373	54.2853	1.1118	56.7506	5.7041	10
2019	33.8721	66.2046	49.0761	1.0585	55.1384	3.801	3
2020	28.5499	57.5789	43.5434	0.9581	45.8906	5.6525	3

4. 慢性病状况

2020 年，鄂尔多斯市慢性病报告死亡率前五顺位分别为心脏病、脑血管疾病、恶性肿瘤、呼吸系统疾病和损伤及中毒（详见表 4-22）。

表 4-22　　2016 年和 2020 年鄂尔多斯市慢性病死亡率前五位

顺位	2016 年		2020 年	
	死亡原因	死亡率 (1/10 万)	死亡原因	死亡率 (1/10 万)
第一位	心脏病	86.2	心脏病	117.89
第二位	恶性肿瘤	67.66	脑血管疾病	90.15
第三位	脑血管疾病	60.22	恶性肿瘤	41.34
第四位	呼吸系统疾病	43.93	呼吸系统疾病	40.91
第五位	损伤及中毒	38.75	损伤及中毒	10.06

其中恶性肿瘤前十位分别为肺、支气管癌，胃癌，直肠癌，结肠癌，胰腺癌，乳腺癌，肝癌，食管癌，膀胱癌，宫颈癌（详见表 4-23）。

表 4 – 23 　　　　　　　　　　2020 年鄂尔多斯市恶性肿瘤前十位

顺位	总体	男性	女性
第一位	肺、支气管癌	肺、支气管癌	肺、支气管癌
第二位	胃癌	胃癌	乳腺癌
第三位	直肠癌	直肠癌	宫颈癌
第四位	结肠癌	结肠癌	直肠癌
第五位	胰腺癌	肝癌	胃癌
第六位	乳腺癌	食管癌	结肠癌
第七位	肝癌	胰腺癌	胰腺癌
第八位	食管癌	膀胱癌	甲状腺癌
第九位	膀胱癌	前列腺癌	子宫体癌
第十位	宫颈癌	胆囊癌	卵巢癌

5. 主要死因分析

鄂尔多斯市居民死因分析表明，慢性非传染性疾病已成为鄂尔多斯市居民的主要死因。2020 年鄂尔多斯市城区居民死因分析谱中前五位依次为心脏病、脑血管疾病、恶性肿瘤、呼吸系统疾病、损伤及中毒。从性别来看，男性和女性死因顺位有些区别，男性死因顺位前五位依次为心脏病、脑血管疾病、恶性肿瘤、呼吸系统疾病和损伤及中毒；女性死因顺位前五位依次为心脏病、脑血管疾病、呼吸系统疾病、恶性肿瘤和损伤及中毒（详见表 4 – 24）。

鄂尔多斯市从近五年的居民死因构成及其变化，可以看出鄂尔多斯市居民的死因顺位正在不断变化，神经系统疾病、泌尿生殖系统疾病、内分泌营养代谢疾病的死因顺位在这五年间不断发生变动，而脑血管疾病也在 2020 年由第三位上升至第二位（详见表 4 – 25）。

表4-24　　　　　　　　　　　　　　　　　　2020年鄂尔多斯市城区居民前十位死因顺位及其构成

顺位	合计			男性			女性		
	死因类别	死亡率(1/10万)	构成(%)	死因类别	死亡率(1/10万)	构成(%)	死因类别	死亡率(1/10万)	构成(%)
1	心脏病	117.89	37.06%	心脏病	128.83	35.70%	心脏病	105.01	40.45%
2	脑血管疾病	90.15	28.34%	脑血管疾病	97.61	27.05%	脑血管疾病	81.46	31.38%
3	恶性肿瘤	41.34	13.00%	恶性肿瘤	57.92	14.23%	呼吸系统疾病	28.74	11.07%
4	呼吸系统疾病	40.91	12.86%	呼吸系统疾病	51.34	14.03%	恶性肿瘤	22.00	8.47%
5	损伤及中毒	10.06	3.16%	损伤及中毒	13.88	3.85%	损伤及中毒	5.6	2.16%
6	神经系统疾病	5.94	1.87%	神经系统疾病	6.41	1.78%	神经系统疾病	5.40	2.08%
7	消化系统疾病	4.41	1.39%	消化系统疾病	4.36	1.21%	消化系统疾病	4.46	1.72%
8	内分泌营养代谢疾病	4.12	1.30%	内分泌营养代谢疾病	3.92	1.09%	内分泌营养代谢疾病	4.36	1.68%
9	泌尿生殖系统疾病	3.11	0.98%	泌尿生殖系统疾病	3.65	1.01%	泌尿生殖系统疾病	2.49	0.96%
10	围生期疾病	0.19	0.06%	围生期疾病	0.27	0.07%	围生期疾病	0.10	0.04%

表 4-25　鄂尔多斯市 2016—2020 年居民死因谱构成及其变化

死因顺位	2016 疾病名称	死亡数(例)	死亡率 1/10万	构成比(%)	2017 疾病名称	死亡数(例)	死亡率 1/10万	构成比(%)	2018 疾病名称	死亡数(例)	死亡率 1/10万	构成比(%)	2019 疾病名称	死亡数(例)	死亡率 1/10万	构成比(%)	2020 疾病名称	死亡数(例)	死亡率 1/10万	构成比(%)
1	心脏病	1762	86.2	25.39	心脏病	1701	82.76	24.69	心脏病	1928	93.2	26.9	心脏病	2061	99.16	27.17	心脏病	2293	110.84	25.26
2	恶性肿瘤	1383	67.66	19.93	恶性肿瘤	1447	70.40	21.00	恶性肿瘤	1633	78.94	22.85	恶性肿瘤	1696	81.6	22.36	脑血管疾病	1661	80.29	18.29
3	脑血管疾病	1231	60.22	17.74	脑血管疾病	1261	61.35	18.30	脑血管疾病	1245	60.18	17.42	脑血管疾病	1413	67.98	18.63	恶性肿瘤	1585	76.61	17.46
4	呼吸系统疾病	898	43.93	12.94	呼吸系统疾病	794	38.63	11.52	呼吸系统疾病	768	37.12	10.74	呼吸系统疾病	839	40.37	11.06	呼吸系统疾病	774	37.41	8.53
5	损伤及中毒	792	38.75	11.41	损伤及中毒	772	37.56	11.20	损伤及中毒	616	29.78	8.62	损伤及中毒	659	31.71	8.69	损伤及中毒	654	31.61	7.20
6	消化系统疾病	125	6.11	1.80	消化系统疾病	163	7.93	2.37	消化系统疾病	127	6.14	1.78	消化系统疾病	125	6.01	1.65	消化系统疾病	169	8.17	1.86
7	神经系统疾病	89	4.35	1.28	内分泌营养代谢疾病	120	5.84	1.74	内分泌营养代谢疾病	125	6.04	1.75	内分泌营养代谢疾病	123	5.92	1.62	内分泌营养代谢疾病	158	7.64	1.74
8	泌尿生殖系统疾病	88	4.31	1.27	泌尿生殖系统疾病	85	4.14	1.23	神经系统疾病	82	3.96	1.15	泌尿生殖系统疾病	84	4.04	1.11	神经系统疾病	141	6.82	1.55
9	内分泌营养代谢疾病	85	4.16	1.22	神经系统疾病	72	3.5	1.04	泌尿生殖系统疾病	73	3.53	1.02	神经系统疾病	65	3.13	0.86	泌尿生殖系统疾病	96	4.64	1.06
10	围生期疾病	69	3.38	0.99	围生期疾病	32	1.56	0.46	传染病	40	1.93	0.56	围生期疾病	45	2.17	0.59	围生期疾病	10	0.48	0.11

（五）健康文化

近年来，鄂尔多斯市以习近平新时代中国特色社会主义思想为指导，深入贯彻全国文化和旅游厅局长会议、全区文化和旅游工作会议和市委四届十次全会精神，以高质量发展为目标，以打造"全域生态文化旅游目的地"为方向，紧紧围绕提供优秀文化产品和优质旅游产品这一中心环节，着力丰富内容、整合资源、提升服务、培育品牌，加快推动文化旅游高质量发展，不断满足人民群众对文化和旅游美好生活的向往。

1. 文化设施

全市拥有文化馆、群众艺术馆 10 个，组织文艺活动 682 场次，乡镇文化站 52 个，公共图书馆 9 个，博物馆 22 个，艺术表演团体 9 个，组织开展演出活动 773 场次。广播、电视综合覆盖率分别达到 99.8% 和 99.7%。有线电视用户数达 19.4 万户，同比减少 8.0%。全市直播卫星户户通用户达到 9.5 万户，地面数字电视用户达 15.7 万户。全市放映公益电影 12226 场次，观众人数达 244 万人次。

2. 旅游业

全市 A 级旅游景区 46 个，其中，国家 5A 级旅游景区 2 个，4A 级旅游景区 27 个，3A 级旅游景区 10 个。全市共有旅行社 102 家，其中具有出境经营权的旅行社 6 家。2020 年度，全市共接待旅游者 1150.5 万人次，同比下降 33.7%，其中，接待入境旅游者 1600 人次。实现旅游收入 327.3 亿元，同比下降 35.6%。

3. 健康教育与健康促进

随着社会的发展和人民生活水平的提高，健康的观念也在发生变化，人们对健康的需求不仅是没有疾病，而且寻求生理、心理、社会等多方面的满足。医学模式也由原来的"生物医学模式"转变为"生物—心理—社会医学模式"。随着医学模式的转变，开展健康教育和健康促进项目就显得尤为重要。

"健康鄂尔多斯"电视专栏，已成为全市普及健康素养知识和技能，提升居民健康素养水平的健康教育宣传主阵地。自 2012 年鄂尔多斯市创办了以健康教育宣传为主旨的"健康鄂尔多斯大讲堂"以来，目前已累计举办讲座 400 余期，受众 6 万余人，实现了全市健康教育与促进"五进"重点场所（进机关、进企业、进学校、进乡村、进社区），提高了广大群众对"健康素养66条"的知晓率，确保了"健康素养66条"等健康知识传遍家家户户。

4. 控烟履约工作

健康城市必定是无烟城市。鄂尔多斯市为进一步深化社会公众对烟草危害的认识，宣传健康教育知识、普及健康生活方式，深入推进无烟单位创建工作，在全市全面开展无烟党政机关、企事业单位创建。截至目前，全市共建成无烟党政机关247家，无烟事业单位412家，无烟企业7家，总建成率为53%。

第四节　鄂尔多斯健康城市建设标准

一　健康苏木乡镇（街道）标准

（一）健康管理

第一，苏木乡镇人民政府（街道办事处）做出建设健康苏木乡镇（街道）的承诺，将创建工作纳入当地社会经济发展规划，列入政府工作报告，积极出台促进健康的相关政策或措施。

第二，成立健康苏木乡镇（街道）建设工作领导机构，或明确赋予现有机构承担创建工作组织协调职责，配备专（兼）职工作人员。建立多部门合作机制，明确各相关机构职责。每年至少召开一次领导小组及各相关部门参与的联络会议，协调解决工作中存在的问题。

第三，健康苏木乡镇（街道）建设每年要有计划、有部署、有考核、有总结，并纳入政府目标管理，工作经费纳入财政预算。

第四，贯彻落实《内蒙古自治区爱国卫生条例》。

（二）健康环境

第一，开展城乡环境卫生整洁行动，加快农村牧区环境卫生基础设施建设进度，建立长效管理机制。

第二，生活垃圾处理符合有关规定，有条件的在苏木乡镇（街道）推行生活垃圾分类收集与资源化利用处理，餐饮业和单位餐厨垃圾实行统一收集处理，生活垃圾和粪便无害化处理率达到80%。

第三，不断改善城乡水环境，实现生活污水集中处理和达标排放，开展河道环境综合整治。地表水环境功能区水质达标率达到80%；推进农村饮水安全工程，集中式饮用水水源地水质达标率和镇村生活饮用水水质达标率达到100%。

第四，加强镇村环境保护，发展生态农牧业，控制农牧业污染，企业"三废"排放符合要求。

第五，科学规范开展病媒生物防制工作，鼠、蚊、蝇、蟑螂等病媒生物密度均应控制在国家标准之内。

（三）健康服务

第一，每三年至少开展一次健康诊断，了解和掌握辖区居民健康状况和主要健康问题；根据健康诊断结果和居民健康需求，确定和实施重点健康促进干预项目，开展实施效果评价。

第二，完善医疗卫生服务体系，科学配置苏木乡镇（街道）、嘎查村（社区）医疗卫生资源，开展基本医疗、基本公共卫生服务。

第三，积极开展全民健康教育和健康促进活动，引导居民培养健康生活方式。向嘎查村（社区）发放健康宣传资料，种类不少于三种；发放健康干预工具，健康干预工具入户率达到80%。

第四，建立辖区常住人口健康档案信息管理系统，电子化健康档案建档率达到75%。健康档案与各项医疗及公共卫生服务有效衔接，充分利用健康档案信息开展社区健康诊断，指导卫生决策。

第五，不断提高基本公共卫生服务均等化水平，推行家庭医生制度。开展慢性病防治工作，组建社区健康生活方式指导员队伍，建立居民健康自我管理小组，指导居民自我健康管理。

第六，完善心理健康网络，加强重性精神病人管理，建立覆盖镇村的心理健康干预场所，普及大众心理健康知识。

（四）健康社会

第一，巩固完善城镇职工和居民基本养老、医疗、工伤、失业和生育保险制度，实现社会保险全覆盖。扩大社会救助、医疗救助覆盖面和救助水平，重点解决好城乡贫困人口的健康保障问题。

第二，食品生产经营活动要符合有关法律法规及标准，开展食品行业信用体系建设。全面实施食品安全监督量化分级管理工作,餐饮业食品安全量化分级率要达到95%。流动食品摊贩实行统一管理,规定区域、限定品种经营。全年未发生群体性食物中毒事件。

第三,推进社会防控体系建设,加强防震和消防等基础设施建设。强化公共安全管理,落实安全生产责任制,有效预防和遏制重特大安全生产事故发生。

第四,加强各级各类体育健身设施规划建设力度,形成覆盖城乡、相对健全的全民健身公共服务体系,打造"15分钟体育健身圈"。充分利用各类资源,鼓励公共体育场馆向老年人和中小学生优惠开放,推动各单位向社会开放内部健身和运动场所。

第五,强化外来人口管理力度,为外来人口提供基本公共服务,外来人口子女公平享有义务教育。

(五) 健康文化

第一,打造以健康苏木乡镇(街道)为主题的健康品牌活动。每年开展四次以上的居民广泛参与的健康主题活动,采取多种形式深入学校、社区、单位,举办健康知识竞赛、健康讲座、健身比赛等。

第二,建设"健康场所"。重点推进"健康嘎查村(社区)""健康单位""健康家庭"等建设,营造健康的生产生活场所,促进居民健康。"健康嘎查村(社区)"比例不低于50%,"健康单位"比例不低于30%。

第三,建设健康自助检测点。嘎查村(社区)卫生服务机构配有血压计、血糖仪、身高体重计、腰围尺、膳食宝塔挂图等设施。

第四,建设"健康书屋"。苏木乡镇(街道)图书馆内建有"健康书屋",有不少于10种的健康类读物可供居民免费借阅。

第五,建设"无烟场所"。全面落实《内蒙古自治区爱国卫生条例》,辖区室内公共场所、工作场所及公共交通工具全面禁烟。

第六,营造"健康舆论"。与媒体密切配合,每季度发布健康知识宣传内容至少一次。

(六) 健康人群

第一,实施全民健身计划,组织开展群众性体育活动,参加体育锻炼的人数显著增加,居民身体素质明显提高。各单位因地制宜开展工间操、健身操、乒乓球、羽毛球等群众性体育健身项目，引导职工养成日常健身锻炼的习惯。

第二，积极开展全民健康素养促进行动，普及健康素养基本知识与技能，引导居民建立健康生活方式。

第三，居民对卫生服务、镇容环境、食品安全、社会保障和社会治安的满意率均达到80%以上。

二　健康嘎查村（社区）标准

（一）健康管理

第一，成立健康嘎查村（社区）建设工作领导小组，负责各项工作的具体实施和落实。

第二，创建工作每年有目标、有计划、有方案、有落实、有评估总结。

第三，开展健康诊断，了解和掌握辖区居民健康状况和主要健康问题，根据诊断结果和居民健康需求，确定和实施重点干预项目，有项目实施效果评价。

（二）健康环境

第一，环境整洁，绿化美化，无乱搭乱建、乱堆乱放、乱贴乱画、乱排乱倒等现象。辖区道路硬化平整，有条件的嘎查村逐步完善排水设施。

第二，嘎查村实施区域供水，饮用水水质符合国家标准。社区二次供水水箱每年清洗消毒，记录齐全，水质优良。积极推进管道直饮水建设工程。

第三，清扫保洁制度落实，配备数量足够的保洁人员，主次干道、街巷、河道无暴露垃圾，生活垃圾日产日清，垃圾收集运输密闭化，有条件的嘎查村推行生活垃圾分类收集。

第四，卫生基础设施基本完善，垃圾箱（筒）布局合理、数量足够、有门有盖、周围整洁；无害化卫生户厕普及率达到90%以上，公共厕所达到三类（含）以上标准，使用管理规范；农贸市场达到《标准化菜市场设置与管理规范》要求。

第五，科学规范开展病媒生物防制工作，鼠、蚊、蝇、蟑螂等病媒生物密度均应控制在国家标准之内。

（三）健康服务

第一，嘎查村卫生室（社区卫生服务站）达到自治区标准化建设要求。建立健全居民电子健康档案，建档率达到75%。

第二，开展健康素养促进行动，结合各类卫生主题宣传活动，每年至少组织开展四次宣传活动。

第三，组建群众性健身活动团体，定期开展健身活动。

第四，配备健康生活方式指导员，指导居民自我健康管理，积极开展健康生活方式宣传教育，每年为每户居民发放一种以上的健康宣传材料或健康支持工具。

（四）健康社会

第一，落实各项社会保障制度，居民医疗保险、养老保险参保率达到95%。重视弱势群体，特困人群得到及时救助。

第二，有健康嘎查村（社区）志愿者队伍，定期开展志愿服务。

第三，加强安全管理，预防发生各类事故和案件。

第四，加强对外来人员的管理和服务，开展流动人口健康促进活动。

第五，重视食品安全，辖区内食品生产经营单位守法经营。

（五）健康文化

第一，打造以健康嘎查村（社区）为主题的健康品牌活动，每年开展四次以上居民广泛参与的健康主题活动，如健康知识竞赛、健康讲堂、健身比赛等。

第二，建有"健康场景"。有固定的健康知识宣传栏、橱窗等健康教育窗口，每年定期更换不少于四期的宣传内容。建有室内外健身活动场所，且活动设施达到三种以上，免费向居民开放。

第三，建有健康自助检测点。在嘎查村（社区）卫生服务站配备血压计、血糖仪、身高体重计、腰围尺和膳食宝塔挂图等设施。

第四，建设"健康书屋"。嘎查村（社区）图书室或阅览室内建有"健康书屋"，有不少于五种的健康类读物，可供居民免费借阅。

第五，建设"无烟场所"。室内公共场所和工作场所全面禁烟。

（六）健康人群

第一，居民对健康生活方式核心信息的知晓率达到70%。

第二，居民对体重、腰围、血压、血糖的知晓率达到70%。

第三，居民的超重现象和肥胖率、吸烟率得到有效控制。

第四，居民对健康嘎查村（社区）建设的满意率达到90%。

三　健康单位标准

适用于机关、事业单位和以脑力劳动为主的企业。

（一）健康管理

第一，成立由单位负责人和各职能部门负责人组成的健康单位建设领导小组，有专（兼）职人员从事健康促进工作，健全健康教育工作网络，落实相关工作经费。

第二，有促进健康生活方式的相关制度，如工间操制度、无烟单位制度等。

第三，健康教育工作每年有计划、有部署、有总结，有促进健康生活方式的激励机制，如健康职工评选活动、表彰奖励等。

（二）健康环境

第一，基础卫生设施完善，环境整洁、舒适、优美，硬化、净化程度高，无卫生死角，无暴露垃圾，卫生间清洁无异味。

第二，开展病媒生物防制活动，"四害"密度控制在国家标准之内。

第三，单位食堂或就餐场所符合国家食品安全相关要求，有相关许可证，饮水、饮食卫生管理制度健全有效。

第四，单位内有健身活动场地及设施或有支持职工到公共场所开展经常性健身活动的经费。

（三）健康服务

第一，至少每两年为职工进行一次体检，掌握职工基本健康状况、生活方式基本情况及动态，能根据体检结果有针对性地对职工进行健康指导。

第二，有为单位职工提供免费测量血压、体重和腰围等健康指标的场所和设施。

第三，每年有重点地开展一些健康促进项目，如无烟环境创建、健康食堂建设、心理健康辅导、健康减重和慢病防治等。

（四）健康文化

第一，每年积极组织职工至少开展四次涉及体育健身、健康讲座、健康知识竞赛等方面的活动。组建乒乓球队、羽毛球队等健身运动团队。

第二，在人员相对集中的场所设置醒目的健康教育专栏，至少每季度更换一次。在适宜场所（如办公大厅、电梯口、楼梯转角处、食堂、厕所等）设置健康小贴士，倡导健康生活方式。

第三，建成无烟单位，禁烟标志规范醒目，无室内吸烟现象。

第四，职工文化活动内容丰富，沟通渠道畅通有效，人际关系和谐。

第五，积极履行社会责任，参与社会公益活动。

（五）健康人群

第一，职工对慢性病及其危险因素防治知识的知晓率达到90%。

第二，职工的吸烟率、超重和肥胖率得到有效控制。

第三，职工对健康单位建设的满意率达到90%。

四 健康企业标准

适用于以体力劳动为主的工矿企业。

（一）健康管理

第一，成立由单位负责人和各职能部门负责人组成的健康企业建设领导小组，有专（兼）职人员从事健康促进工作，并建立以班组为基础的健康教育工作网络。

第二，有促进职工健康的相关制度，如工间操制度、无烟单位制度、体检制度、培训制度等。健康教育工作每年要有计划、有部署、有总结，有促进健康生活方式的激励机制和形式多样的健康教育活动，如健康职工评选活动、表彰奖励等。

第三，在当地疾病防控机构指导下开展企业职工健康及职业卫生知信行基线调查，了解和掌握职工健康需求。根据基线调查结果，制定改善员工健康的方案。

（二）健康环境

第一，基础卫生设施完善，室内外环境整洁、优美，无卫生死角，生活垃圾、生产垃圾的储存运输和管理规范，符合卫生要求，无暴露垃圾。

第二，开展病媒生物防制工作，"四害"密度控制在国家标准之内。

第三，生产性废水、废气、废渣和生活污水的排放符合国家相关法律法规要求。

第四，生产布局合理，达到《工业企业设计卫生标准》（GBZ1－2010）的要求，做到有害作业和无害作业分开。作业场所设有与职业病危害防护相适应的设施和设备，有配套的更衣间、洗浴间和孕妇休息间等设施，卫生间布局合理、卫生达标。

第五，单位食堂或就餐场所符合国家食品安全相关要求，有相关许可证，饮水、饮食卫生管理制度健全有效。

（三）健康服务

第一，每年定期组织开展不少于四次的涉及职业卫生、慢性病及其危险因素防治知识、传染病防治知识、心理卫生知识、急救技能等方面的培训。

第二，开展健康生活方式行动，为单位职工发放健康生活方式宣传资料与支持工具（控油壶、限盐罐、腰围尺、计步器等）。

第三，按照国家有关行业标准定期开展体检，监测职工健康状况，并有针对性地进行健康指导。对接触职业病危害因素的职工，按规定组织上岗前、在岗期间和离岗前职业健康检查，检查结果书面告知职工，并建立职业健康档案。

第四，定期检测、评价工作场所职业病危害因素和有害因素达标率100%。在醒目位置设置公告栏，公布有关职业病防治的规章制度、操作规程、职业病危害事故应急救援措施和工作场所职业病危害因素检测结果。

第五，职工能依法享受工伤、社会保险等待遇。存在职业危害的岗位，须在合同中载明本岗位可能存在的职业危害及其后果、职业防护措施和待遇等。

第六，对产生严重职业病危害的作业岗位，在其醒目位置设置警示标识和中文警示说明。警示说明应载明产生职业病危害的种类、后果、预防及应急救治措施等内容。

第七，按标准为职工配备符合职业病防治要求的个人防护用品，并做到定期维护、更换，确保合格有效。

（四）健康文化

第一，运用企业文化积极传播健康理念，开展健康促进主题活动，企业内部的网络、报纸、电视、广播设置健康教育与健康促进专题栏目。开展控烟工作，创建无烟单位。

第二，在企业内职工相对集中的场所（职工食堂、车间出入口、宿舍等）设置醒目的健康教育专栏，内容要有针对性，至少每季度更换一次。在适宜场所（如电梯、楼梯转角处、食堂、厕所等）设置健康小贴士，倡导健康生活方式。为职工提供免费测量血压、体重和腰围等健康指标的场所和设施。

第三，建有职工阅览、娱乐、健身等活动场所，并有相应的设施设备或有经费支持职工到公共场所开展经常性健身活动。

第四，积极履行社会责任，参与社会公益活动。建立企业—职工—家庭的良好关系。

（五）健康人群

第一，职工对与劳动保护和卫生防病相关的健康知识的知晓率达到90%。

第二，职工对与劳动保护和卫生防病相关的健康行为形成率达到80%。

第三，职工对健康企业建设工作的满意率达到90%。

五　健康学校标准

（一）健康管理

第一，成立由学校领导、教学管理、相关学科教师、卫生保健人员和后勤人员等组成的健康学校建设工作领导小组，并明确职责分工。工作小组应有学生和家长代表参与。学校至少有一名专（兼）职人员负责卫生管理工作。

第二，把健康学校建设工作纳入学校目标责任管理范畴，健康教育工作每年有计划、有方案、有进度安排、有总结。每学年至少召开一次健康促进工作会议。

第三，制定促进师生健康的规章制度和管理措施，包括无烟学校制度、学生健康管理制度、保护学生安全制度、每天一小时体育活动制度等内容。

（二）健康环境

第一，基础卫生设施完善，环境整洁优美，绿化、美化程度高，无卫生死角，无暴露垃圾，卫生间达到二类标准。

第二，垃圾分类收集，收集容器、场所干净整洁。

第三，开展病媒生物防制活动，"四害"密度控制在国家标准之内。

第四，学校食堂或就餐场所符合国家食品安全相关要求，有相关许可证，饮水、饮食卫生管理制度健全。推广供应管道直饮水。有专（兼）职营养师，提供学生营养餐。无食堂学校必须从有营养餐配送资格的单位订购学生营养餐。

第五，教学和生活建筑质量、教室黑板和课桌椅设置符合国家有关标准，有足够使用的卫生厕所和洗手设施。

第六，校园内可能发生危险的地方有明显的警示标志，无零食售卖点，完全禁烟。

（三）健康服务

第一，学校设立卫生室或保健室，足额配备专业技术人员或保健教师为师生提供基础健康保健服务。

第二，开设健康教育课，以班级为单位的开课率达到100%，课程内容包括健康生活方式、常见病、传染病和慢性病防控等。每学期不低于六学时，有课程计划、教案和教员。学生每天在校体育活动时间达到教育部规定的不低于一小时的要求。

第三，每两年至少为教职工体检一次，掌握教职工基本健康状况、生活方式基本情况及动态，能根据体检结果有针对性地对教职工进行健康指导，开展健康管理和疾病管理工作。

第四，每年为学生体检一次，掌握学生基本健康状况、生活方式基本情况及动态，能根据体检结果进行健康指导，开展健康管理和疾病管理工作。

第五，每个年级至少有一名健康生活方式指导员，每月至少开展一次健康生活方式宣传与指导活动。

第六，每年有重点地开展一些健康促进项目，如无烟环境创建、健康食堂建设、心理健康辅导、健康减重和慢病防治等。

（四）健康文化

第一，结合全国学生营养日、全民健康生活方式日、全国爱牙日、世界无烟日和全国高血压日等宣传日，每年至少开展四次健康主题活动，提高学生和老师的健康素养。

第二，利用校园广播、校园刊物或在人员相对集中的场所设置醒目的健康教育专栏等，每年至少开展四次涉及健康素养内容的宣传。在适宜场所（如大厅、走廊、食堂、厕所等）设置健康小贴士，营造健康文化氛围。

第三，在操场设置跳房子、健康转盘等互动性、娱乐性强的健康游戏场景，形成特色健康文化。每名学生每学期至少参加两次学习健康技能的活动。

第四，师生沟通渠道畅通有效，人际关系和谐。每年至少开展两次邀请社区卫生服务机构、交通安全等部门参与的学校健康活动。

第五，加强学校—学生—家庭的健康互动，每所学校每年通过家长会、家长信、短信平台等途径倡议学生家长至少开展两次健康教育活动。

（五）健康人群

第一，教职工对慢性病及其危险因素防治知识的知晓率达到90%。

第二，学生的近视率、超重和肥胖率得到有效控制。

第三，教职工、学生对健康学校建设的满意率达到90%。

六　健康幼儿园标准

（一）健康管理

第一，成立有家长代表参与的健康幼儿园建设工作领导小组，并明确职责分工。

第二，正、副园长需具备专科以上学历，有五年以上的幼儿教育工作经验，持有岗位培训合格证书。教师需具备中专以上的学历，其中90%以上的教师为学前教育专业毕业，且持有教师资格证书。保育员需具备高中以上学历，并接受过保育员职业资格培训，其中70%以上的保育员持有保育员资格证或教师资格证书。

第三，有切实可行的安全措施和应急预案。定期检查排除安全隐患。有视频监控系统，无监控死角。

第四，教职工团结协作，人际关系和谐，关心爱护幼儿，无体罚或变相体罚幼儿的情况。

（二）健康环境

第一，园舍选址合理，日照、通风、排水状况良好，远离各种污染源，周边环境适宜，方便家长接送。

第二，开展病媒生物防制活动，"四害"密度控制在国家标准之内。

第三，办学规模符合有关要求。平均班容量不超过三十五人。幼儿园生均户外活动面积达到三平方米，生均活动室（不含功能室）面积达到两平方米。

第四，每班设有活动室（可与卧室合用）和卫生间；设有办公室、保健室、隔离室和与办学规模相适应的音体活动室等辅助用房。各类设备能满足基本教育教学及日常工作需要。

第五，班级设有语言区、益智区、美工区、角色区和建构区等多种活动区角。

（三）健康服务

第一，每年为教职工体检一次。

第二，建立幼儿健康检查制度，幼儿入园体检率、预防接种建卡率达到100%。

第三，有专职保健医生，按规定做好每天的晨检和全日巡视观察工作，做好缺勤登记和跟踪。对传染病做到早发现、早报告，及时切断传染源。

第四，定期打扫室内外卫生，保持卫生清洁。按规定在教室、活动室、厕所和厨房安装和使用紫外线灯。严格按操作要求对餐具、教玩具和各类儿童用品进行消毒。

第五，做好卫生保健知识的宣传工作。在传染病流行期间加强对教职工、家长及幼儿的宣传教育工作。

第六，严格执行《中华人民共和国食品安全法》（中华人民共和国主席令第九号）及食品定点采购、索证和留样等工作规范。

第七，成立由至少三名家长参加的伙食委员会，由伙食委员会记录，每月有伙食计划，每周定一次食谱，每月测算一次营养。

第八，食品种类多样，烹调方法科学，色香味俱全，搭配合理，不给幼儿食用市场上购买的熟食。幼儿伙食费专款专用，幼儿与教职工伙食严格分开。

（四）健康文化

第一，按照国家对幼儿园教育的有关要求确立教育目标，根据幼儿身心发展特点开展教育教学工作，无"小学化"倾向。

第二，科学合理安排一日作息时间，做好动静结合和室内外活动结合。每天保证幼儿户外活动两小时，幼儿两餐间隔不少于三小时。

第三，教育教学活动符合《3—6岁儿童学习与发展指南》要求，活动目标、内容和过程设计体现以游戏为主。

第四，鼓励幼儿自由想象和创造，为幼儿作品提供展示的机会和条件。

第五，培养幼儿良好的生活习惯，如正确的走、坐、卧、书写等姿势。注意保护幼儿视力，幼儿每天在园看电视和电脑的时间不超过30分钟。

第六，教师关注幼儿在园情况，及时与家长沟通。发现幼儿情绪、行为等方面的问题及时提醒家长。

（五）健康人群

第一，教职工对慢性病及其危险因素防治知识的知晓率达到90%。

第二，教职工、家长对健康幼儿园建设的满意率达到90%。

第三，与社区关系良好，协助社区做好教育宣传工作，积极开展幼儿园和小学的衔接活动。

七　健康酒店（饭店）标准

（一）健康管理

第一，成立健康酒店（饭店）建设工作领导小组，负责各项工作的具体实施和落实。

第二，取得餐饮服务许可证，达到食品安全监督量化分级管理等级B级（含）以上，有效执行餐饮服务食品安全有关管理规定。

第三，所有直接接触食品的人员（包括厨师和服务员）须持有效健康证明。

（二）健康环境

第一，环境整洁，垃圾分类收集，有布局合理、数量充足的废弃物容器，生活垃圾100%袋装，餐厨垃圾集中回收。

第二，卫生间布局合理、设施配套，达到一类标准，设有残疾人专用厕所或厕位，排风装置符合卫生要求，无异味。

第三，开展病媒生物防制活动，"四害"密度控制在国家标准之内。

第四，公共区域禁烟标志规范醒目，不销售香烟，室内禁止吸烟。

第五，利用张贴画、板报、电子屏幕、桌布、餐具包装、订餐卡等宣传形式开展健康生活方式知识宣传。

第六，提供免费测量血压、体重、腰围等健康指标的场所和设施。有可自由取阅的健康生活方式宣传资料。

第七，客房用品和专供宾客使用的健身房、游泳池、美发美容等健康娱乐设施符合卫生标准。

（三）健康服务

第一，有1—2名专（兼）职营养配餐人员，负责营养配餐和管理，科学指导餐厅采购、配料和加工，帮助顾客正确选餐。

第二，管理员、厨师、服务人员每半年接受两小时以上的合理膳食知识培训。新进人员须先接受合理膳食知识培训，考核合格后方可上岗。

第三，厨师应掌握制作低盐少油菜肴技能，至少能够制作五种低盐少油菜品。

第四，至少有一名健康生活方式指导员。健康生活方式指导员熟练掌握健康生活方式基本知识和技能，能胜任解答顾客关于健康生活方式的有关问题，每月至少为餐厅服务人员开展一次健康生活方式宣传与指导活动。

第五，适时开展厨师营养健康厨艺比赛、膳食知识问答等活动，提高厨师的健康生活方式行为能力。

第六，菜谱标示菜品能量，有条件的可标注各类营养成分。

第七，服务人员能主动介绍菜品营养特点，引导消费者合理用餐、多吃蔬菜、适量饮酒、少吃油脂含量高的食物。

第八，供应新鲜水果、奶类和饮用水，菜单上有低盐少油菜品。

第九，根据顾客的需求改变菜肴的含盐量和含油量，在餐厅或菜单标明提供此项服务。

第十，主动销售小份或半份菜品、经济型套餐等，免费提供剩菜打包服务。

（四）健康文化

第一，客房闭路电视设置健康频道，宣传健康知识。

第二，每年至少组织职工开展四次体育健身、健康知识竞赛等方面的活动。

第三，积极履行社会责任，参与社会公益活动。

（五）健康人群

第一，职工对慢性病及其危险因素防治知识的知晓率达到90%。

第二，职工的吸烟率、超重和肥胖率得到有效控制。

第三，职工和消费者对健康酒店（饭店）建设的满意率达到90%。

八 健康商场标准

（一）健康管理

第一，成立健康商场建设工作领导小组，负责各项工作的具体实施和落实。

第二，创建工作每年有计划、有部署、有培训、有自评、有总结。

第三，制定各项有益于员工身心健康的制度。

（二）健康环境

第一，为员工和消费者营造优美舒适的工作、购物、休闲环境。

第二，商品摆放有序，广告规范，禁烟标志规范醒目，无烟草广告，室内禁止吸烟。

第三，卫生间布局合理、设施配套，达到一类标准，设有残疾人专用厕所或厕位，排风装置符合卫生要求。

第四，开展病媒生物防制活动，"四害"密度控制在国家标准之内。

第五，消防和监控等设施齐全，性能完好。

第六，落实门前"三包"制度，保持周边环境整洁卫生。

（三）健康服务

第一，开展职工健康基线调查，了解和掌握职工健康状况和主要健康问题。根据基线调查结果确定和实施重点干预项目，有项目实施效果评价。

第二，开展以《中国公民健康素养——基本知识与技能》为主要内容的健康知识学习培训活动，提高员工健康素养水平。

第三，消防安全知识培训普及率达到100%。配备急救物品，具有处理突发事故和应急救护的能力。

第四，经营的食品、餐饮符合《中华人民共和国食品安全法》标准。

（四）健康文化

第一，运用企业文化传播健康理念，开展健康促进主题活动。

第二，在适宜场所设置健康教育宣传栏或电子显示屏，宣传健康知识，定期更换内容。

第三，每年至少组织职工开展四次体育健身、健康讲座、健康知识竞赛等方面的活动。

第四，积极履行社会责任，参与社会公益活动。

（五）健康人群

第一，职工对慢性病及其危险因素防治知识的知晓率达到90%。

第二，职工的吸烟率、超重和肥胖率得到有效控制。

第三，职工和消费者对健康商场建设的满意率达到90%。

九　健康市场标准

（一）健康管理

第一，成立健康市场建设工作领导小组，负责各项工作的具体实施和落实。

第二，创建工作每年有计划、有部署、有培训、有自评、有总结。

第三，制定各项有益于员工身心健康的制度。

（二）健康环境

第一，商品经营有序，取缔场外设摊，保持通道畅通。

第二，市场面积适当，设施完备先进，有两个以上的出入口，便于消费者和经营者出入，货物进出方便，停车场地足够。

第三，地面平整防滑，排水系统良好，地面无积水，沟槽清洁，易污染处的地面和墙壁采用不渗水材料铺贴。

第四，垃圾容器足够，垃圾日产日清，容器外体清洁，垃圾袋装收集。

第五，厕所设置合理，达到二类标准，无异味，有洗手和照明设备。

第六，通风换气良好，场内光照明亮，保暖降温设施良好。

第七，货物堆放整齐，无杂物乱堆乱放。防火防盗设施齐全，措施落实。无重大事故发生。

第八，广告规范，禁烟标志规范醒目，无烟草广告，室内完全禁止吸烟。

第九，开展病媒生物防制活动，"四害"密度控制在国家标准之内。

（三）健康服务

第一，食品经营者持证上岗，每年体检、培训。

第二，礼貌待客、文明经营，不欺行霸市、哄抬物价。

第三，划行归市，上柜供应，分类设摊，标志明显。

第四，亮证经营、明码标价，让顾客明白消费。

第五，公平交易、货真价实，拒绝有毒、有害及国家明令保护的动植物商品上市。

第六，承诺商品质量，不以次充好，不经营假冒伪劣商品。

第七，提供绿色食品、放心商品。

第八，食品定点经营，符合卫生要求。

（四）健康氛围

第一，有固定宣传阵地或大型电子屏幕宣传健康知识。

第二，开展健康知识学习培训活动，提高员工的健康素养水平。

第三，参与社会公益活动，协助社区开展健康促进活动。

（五）健康人群

第一，职工健康教育培训率达到90%。

第二，消费者对市场综合管理的满意率达到90%。

十　健康景区标准

（一）健康管理

第一，成立健康景区建设工作领导小组，负责各项工作的具体实施和落实。

第二，创建工作每年有计划、有部署、有培训、有自评、有总结。

第三，制定各项有益于职工身心健康的制度。

（二）健康环境

第一，保护景区自然生态环境。道路、场地及绿地内干净，无杂物，无坑洼，无积水。水体清澈，水面无漂浮物。

第二，停车场地适宜，各种车辆停放整齐。

第三，区域内公共场所卫生指标符合相关标准要求。

第四，公共设施完好，布局合理。垃圾分类收集，日产日清。厕所布局合理、卫生达标、专人管理。

第五，倡导景区禁止吸烟，打造无烟景区。

第六，开展病媒生物防制活动，"四害"密度控制在国家标准之内。

第七，设置一千米以上的健康步道。

（三）健康服务

第一，职工定期体检，并组织专家给予健康咨询与指导。

第二，卫生管理规范、制度明确、责任到人、全天保洁。

第三，定期检查维修建筑、假山、桥梁和娱乐设施，无安全隐患。

第四，实施优质服务，热情接待游客。

第五，直接为游客服务的食品从业人员持有效的健康证上岗。

第六，设有紧急救援体系，配有专职医务人员及常备药品。

第七，保障游园安全，提供游园规则和须知提示。

第八，开放适合群体活动与健身的硬化场地，引导群众健康运动。

（四）健康氛围

第一，有固定宣传阵地或大型电子屏幕宣传健康知识。

第二，开展健康知识学习培训活动，提高员工健康素养水平。

第三，参与社会公益活动，协助社区开展健康促进活动。

（五）健康人群

第一，职工健康教育培训率达到90%。

第二，员工和游客对健康景区建设的满意率达到85%。

十一 健康公园标准

（一）健康环境

第一，位置便利、环境优美，人员流动量大，免费开放。

第二，符合《公园设计规范》（CJJ48－92）。

第三，有醒目的健康公园标志，标注公园的总体概况，平面分布图和功能分区等内容。

第四，有健康知识宣传区，因地制宜设置固定的健康知识宣传栏、宣传墙或宣传长廊等，每年至少更换一次宣传内容。

第五，有健身区，配有不少于五种供居民锻炼的器材，如单双杆、扭腰训练器、臂力训练器、漫步机、健骑机、坐蹬器等。

第六，有供居民集体锻炼的场地。

第七，建设至少一条健康步道。

第八，倡导公园禁止吸烟，打造无烟公园。

（二）健康管理

第一，经常管理和维护公园内的各项设施和锻炼器材，确保功能区设施正常使用。

第二，公园内各类设施应配有简单的使用说明和注意事项提示，引导居民正确使用。

第三，在可能发生危险的地方设置提示牌，如小心路滑、防止溺水、老人不宜等友情提示。

第四，鼓励公园内开展群众性健身活动等多种健康教育和健康促进活动。

十二　健康家庭标准

（一）健康环境

第一，住所光线充足、通风良好。

第二，使用安全卫生自来水和水冲式卫生厕所。

第三，使用燃气装置，油烟排放通畅。

第四，绿化美化家居环境。

第五，垃圾袋装、分类投放。

第六，科学装饰，使用绿色环保装饰材料。

（二）健康保健

第一，改善家庭生活条件，提高家庭生活水平。

第二，掌握自我保健知识。

第三，养成健康的行为和生活方式。

第四，倡导健康保健消费，健康消费逐年增长。

第五，有家庭健身器材和文化娱乐设施。

第六，定期参加体检，备有家庭保健药箱，接受社区家庭医生服务。

第七，执行计划生育政策，优生优育。

（三）健康氛围

第一，尊老爱幼，老人长寿、儿童健康成长。

第二，家庭民主、互敬互爱。

第三，依理依法调解家庭纠纷。

第四，热爱学习，不断提高科学文化知识水平。

（四）健康人群

第一，邻里互帮互助，友好相处。

第二，主动维护公共环境和楼道卫生。

第三，乐于参加社区公益活动。

第四，积极参与社区公共安全体系建设。

第五节　"健康促进旗区"的创建实践

一　基本概况

为落实健康中国战略，全面推进健康促进和教育工作的发展，提高人群的健康素养水平，根据《"健康中国2030"规划纲要》等一系列文件要求，国家卫生计生委从2014年起在全国组织开展健康促进县区试点建设，通过利用县区这个平台作为依托，落实新时期卫生与健康工作方针，将健康融入所有的政策，开展跨部门的行动，动员全社会参与，让每个人共建共享，做自己健康的第一责任人，这就是开展健康促进县区的一个基本考虑，也是借鉴国际经验的一种做法。至2018年已经开展了三批试点工作，全国已经有399个健康促进县区，其中国家级试点196个。

试点工作启动以来，各地高度重视，总体来看，水平在逐步提高，涌现出丰富的优秀实践。取得的显著成效主要是：建立健康促进工作长效机制，在落实将健康融入所有政策方面开展了许多探索性的工作，大力开展健康促进场所建设，打造有利于人们健康的工作、学习和生活环境，广泛开展健康教育和健康科普，大幅度提升人们的健康素养水平。试点地区人群健康素养水平显著高于所在省的平均水平。群众的积极性也得到有效激发，已经成为全面加强健康促进和教育、推动健康中国建设的有力抓手。

二 鄂尔多斯市"国家健康促进旗区"创建亮点

2016 年鄂尔多斯市准格尔旗成功创建成国家健康促进旗，2017 年，鄂尔多斯市明确提出已创建国家卫生县城的旗区均要创建健康促进旗区，先后印发《关于启动健康促进示范旗区建设及相关工作的通知》和《关于加快推进全国健康促进旗（区）建设工作的通知》等配套文件，并多次开展督导检查工作，各旗区均开展了形式多样的健康促进活动，形成了各旗区广泛参与的良好工作格局。2019 年初，经过自治区卫生健康委专家评估验收，东胜区、康巴什区、达拉特旗、伊金霍洛旗、鄂托克前旗、乌审旗六个旗区被评为"第一批自治区健康促进旗县（市、区）"，其中乌审旗继续创建第四批国家级健康促进旗，于2021 年顺利通过国家评估验收。目前，达拉特旗和伊金霍洛旗已申报第五批国家级健康促进旗。

在"国家健康促进县区"的创建过程中，各旗区均以自身实际情况开展工作，不断学习探索，形成各具特色的创建经验。

（一）准格尔旗：采取有力措施，巩固健康促进旗建设工作

准格尔旗总面积 7692 平方公里，辖 1 个经济开发区、10 个苏木乡镇、4 个街道办事处，共 158 个嘎查村 42 个社区，常住人口 35.92 万人。是全国文明县城、全国园林县城、全国卫生县城、全国水土保持生态文明旗、全国绿化先进集体、自治区慢性病综合防控示范区；2016 年、2017 年先后成为自治区、国家级创建公立医院综合改革示范旗，2018 年入选国务院重大政策措施真抓实干成效明显地方，2019 年被国家卫健委、国家中医药总局确定为紧密型医共体试点旗县。

坚持高点定位，建立健康促进长效机制。一是建立领导协调机制。旗委、政府高度重视健康促进旗创建工作，把全国健康促进旗建设纳入政府重点工作。健全完善由旗长任组长、分管副旗长任副组长、各苏木乡镇（街道）、各相关部门主要负责人为成员的健康促进工作领导小组，定期召开领导小组协调会议，通报工作进展情况，形成了"政府主导、部门联动、多方协作、全民参与"的工作机制。二是强化网络和队伍建设。建立了旗、乡、村三级工作网络，各行各业都有专（兼）

职人员实施健康教育工作。其中卫健系统有健康教育专职人员 30 人，兼职 42 人。三是强化业务培训。项目办和爱卫办每年定期进行业务培训。同时各部门、各单位结合全国社会心理服务体系建设试点、慢病示范区建设、健康准格尔行动及国民营养计划行动、全民健康生活方式行动、健康促进月健康巡讲，对健康教育网络专兼职人员、广大居民群众分别开展了多层次、多形式、多样化培训，累计培训 236 场。四是强化技术指导和督导。每年部门联合深入机关、学校、社区、企事业单位和苏木乡镇（街道）指导和检查健康教育和健康促进工作。

开展健康促进行动，健全公共政策。一是成立由从事卫生健康领域方面的专家组成的准格尔旗健康专家委员会，负责公众健康影响因素审查和评估，防止危害公众健康的制度性缺陷，促进健康工作新常态。二是开展健康促进行动。准格尔旗居民体育运动锻炼已成常态，体医结合、医防结合、医养结合工作顺利开展，全民健康生活方式逐步形成。2019 年全旗 14 个部门实施"全国社会心理服务体系建设试点"项目，截至目前，全面完成社会心理服务平台建设，全旗二级以上综合医院全部建成心身医学科，并开展相关工作。旗综治中心和信访局建成了标准的心理咨询室，20 家基层医疗卫生单位中 17 家已设立了心理咨询室，其他 3 家正在建设中，各单位配备了至少一名精防医生提供心理咨询、疏导服务。14 个苏木乡镇、街道，200 个嘎查村（社区）均建立了心理咨询室。2020 年旗卫健委联合旗财政局、教体局、妇联开展了关爱女孩健康进校园项目，为 8355 名 13 周岁以上在校中小学生免费接种了双价人乳头瘤病毒吸附疫苗。今年旗卫健委与旗教体局联合开展了关爱青少年健康项目，为约 7000 名旗内学校 7—9 岁儿童免费进行窝沟封闭。全面开展学生和老年人体检工作，体检学校、幼儿园覆盖率100%，学生体检率达到 90% 以上；结合国家基本公共卫生服务工作，对 65 周岁及以上老年人进行体检。从 2007 年开始，准格尔旗每隔两年开展 35 岁以上成年人免费体检。从 2009 年开始，每年为育龄妇女开展"宫颈癌和乳腺癌"筛查项目。从 2016 年开始，准格尔旗承担心脑血管高危人群筛查项目工作，已顺利完成了 5 轮筛查任务。

拓宽创建载体，打造健康环境。一是进一步加强健康场所建设。成功创建了 30 个市级无烟单位，3 个市级健康促进乡镇，10 个市级健康促进村社区、26 个市级健康示范单位、32 个市级健康单位、6 个市级健康促进企业、3 个市级健康医院、3 个市级健康卫生院（社区卫生服务中心）、8 个市级健康促进学校和 9 个市级健康促进幼儿园。成功创建了 4 个旗级健康医院、20 个旗级健康卫生院（社区卫生服务中心）、27 个旗级健康学校、3 个健康营养食堂。培育建成旗级健康主题公园 4 个（正在建设 1 处）、健康步道 16 处（全长达 35000 米）、健康教育一条街 1 处、健康饮食一条街 1 处、健康文化广场 1 处、心身健康小屋 1 处、正在建设健康小屋 2 处，健康环境建设持续实施中。二是积极开展控烟行动。在公共场所和公共交通工具设置禁止吸烟警语和标识，结合无烟日宣传活动，在车站、商场、超市等重点区域发放禁烟宣传单、宣传画等，有针对性地开展了烟草危害健康普及活动。同时，开展了无烟卫生健康机构、无烟党政机构、无烟学校、无烟企业等活动，开展无烟单位建设覆盖率达 100%。全旗卫健和教体系统单位全部建成了无烟医疗卫生单位和无烟学校。准格尔旗 4 家公立医院均开设短期戒烟门诊，针对戒烟者开展行为干预，降低了 15 岁以上成年人吸烟率。三是常态化开展全民爱国卫生运动和城乡人居环境整治。采取多种形式宣传病媒生物防制和爱国卫生知识，指导市民群众深入开展爱国卫生运动，广大居民群众公共卫生意识进一步增强，逐步养成了科学、健康、环保、低碳的生活习惯。严格落实"门前五包"责任制，针对集贸市场周边（非）机动车乱停乱放、摆摊设点、流动售卖、占道经营、乱拉乱挂等现象，采取"错时工作制"的管理模式，实行"定人定岗"，有效填补了管理时间上的真空地带，实现城市无缝隙管理。

大力开展健康宣传，提升健康素养水平。一是结合健康促进月、爱国卫生月、全民健康生活方式月、世界无烟日等主题卫生日及卫生"三下乡""医疗服务进村社区"等活动，围绕宣传主题与宣传口号，组织工作人员走上街头、下乡入村发放宣传资料，举办图片展示、健康咨询、义诊、讲座等健康活动。近三年，共开展各项专题宣传活动 120 余场，健康咨询 2 万余人次，义诊 7546 人次，发放各类宣传单、小册子、彩页等 22 种 5 万余份，展出各种健康知识宣传展板 50 多块、健康宣传品6种5000余份，深受广大居民欢迎。二是利用大众媒介进行宣传。从2018年开始旗卫健委在旗电视台开办了"健康准格尔"专栏，围绕健康饮食、心理健康、健康生活方式、疾病预防、科学养生等方面的知识进行科普，共播放节目92期。在《今日准格尔报》开设"健康准格尔"专栏同步进行科普。利用健康准格尔微信公众平台不定期发布健康科普知识。同时在公共场所利用LED显示屏、宣传栏等方式进行健康教育知识宣传，深入传播健康促进理念。通过近年来的大力宣传，基本公共卫生普及和健康促进，居民健康素养知识知晓率和健康素养水平不断提升。2020准格尔旗居民健康素养水平为20.2%，比2018年提升7.6个百分点。2021年准格尔旗成为国家的健康素养监测旗。

准格尔旗持续实施"将健康融入所有政策"策略，始终坚持以人民健康为中心，积极探索工作模式和长效机制，整合资源，倡导健康教育先行、健康优先理念，坚持"树立健康意识、掌握健康知识、倡导健康行为、建设健康环境"工作思路，全方位推进健康促进旗工作。全旗居民主要健康指标进一步改善、健康素养水平明显提升。

（二）乌审旗：创新工作思路，拓宽创建范围

2018年，乌审旗积极开展健康促进旗建设，2019年，经过自查、市级初评和自治区综合评审等程序，荣获"内蒙古自治区健康促进旗"称号。在此荣誉基础上，对照国家标准，严格要求，压实责任，落实任务，经过2年的创建工作，已达到国家级健康促进旗的标准，2021年顺利通过国家验收。

乌审旗在创建健康促进旗的过程中，不断创新工作思路，拓宽创建范围。一是着力促进健康产业发展，打造集休闲养心、康体养生、文化旅游等功能于一体的新式休闲体验基地。在蒙中医疗养方面，围绕"养身""养心"两大主题，积极开展健康养生讲座及咨询活动，使康养消费者获得心情放松、心理健康、积极向上的心灵体验。在矿泉理疗方面，依托希布尔泉矿泉水富锶优势，策划推出富锶水理疗系列产品，将矿泉资源优势转化为产业发展优势。在农牧民教育方面，综合利用康养中心场馆资源，开办农牧民大讲堂，通过开展政策理论学习、健康养生教育、旅游经营服务等内容培训，在转变思想观念、提升健康素养的

同时，实现增收致富。通过开展政策理论学习、健康养生教育等内容培训，引导干部职工主动转变健康思想观念。

二是发扬蒙中医传统疗术。持续巩固"全国基层蒙中医药工作先进旗"创建成果，充分发挥蒙中医适宜技术、特色疗法、蒙中药制剂，在防治胃肠病、骨关节病、高血压、糖尿病等慢性病中的特色疗效，积极培育重点专科和学科带头人，打造蒙中医名医诊室和乌审旗本土蒙医药内蒙古自治区级非物质文化遗产传承保护基地——"传统蒙医五味阿尔汕疗术"体验推广中心；构建覆盖全旗各级医疗机构的蒙中医药服务体系，不断满足各类慢病患者服务需求。

三是探索干预"治未病"。2018年开始，连续三年旗政府将老年人预防免疫工作列入民生实事来抓，为全旗65周岁以上老年人免费接种肺炎和流感疫苗，全面提高老年人疾病预防能力，探索慢病防治新路径，逐步实现"治未病"。

（三）伊金霍洛旗：健康促进，全力提升居民健康素养水平

伊金霍洛旗电视台开办健康类栏目，由旗人民医院专家开讲并加大"伊金霍洛发布"和卫生健康系统内微信平台健康科普稿件发布，着力推进健康知识的传播力度。按照"一户一册"的工作要求，印制发放公民健康素养66条宣传资料；为贫困户制作发放控盐控油瓶等实用宣传品；制作健身背包、水杯，在万步有约徒步活动和其他活动中向参与群众发放；不断加大各村（社区）固定宣传载体和健身站点建设力度，全旗每个村均有一块固定健康教育宣传栏；广泛开展健康教育与健康促进工作，不断扩展健康教育阵地、方式，有针对性地开展预防鼠疫、新型冠状病毒疫情等重点传染病健康教育，大力传播健康知识，倡导文明健康的生活方式，打造健康教育街。

（四）鄂托克前旗：全面开展健康城市工作

2018年启动鄂托克前旗新市民健康城市行暨健康中国行，在营造健康环境、构建健康社会、优化健康服务、培育健康人群、发展健康文化等五个方面狠下功夫，通过3年的建设周期逐步建立健康城市建设的长效机制，全面改善环境质量，完善基础设施建设，加强城市精细化管理，扩大社会保障覆盖面，显著提升全民健康素养和健康水平，实现

"共建健康示范城市、共享幸福美丽鄂前旗"的建设目标。

（五）达拉特旗：改善健康新环境，提升健康新水平

2017 年，达拉特旗被自治区确定为全区首批健康促进旗建设项目试点旗。近年来达拉特旗紧紧抓住这一机遇，将创建健康促进旗工作同巩固国家卫生县城工作有机结合，整合各类项目资源，形成健康促进同环境、教育、体育、文化等多领域资源共享的新格局。通过政府统筹，完善政策，创新机制，全面实施"将健康融入所有政策"策略，大力开展健康知识宣传和健康场所建设，取得了显著成果。

一是全旗创建健康促进机关 30 个、健康社区 9 个、健康村 50 个、健康小区 10 个、健康学校 14 个、健康医院 20 个、健康企业 3 个，评选出健康家庭 100 户。全旗居民健康素养水平提升至 20%，成年人吸烟率为 28%，全面推进健康促进教育工作。2020 年，全旗各苏木镇、街道联合基层卫生院、社区卫生服务中心，依托爱国卫生宣传周、爱国卫生月等各大主题宣传日，开展了一系列丰富多彩的专题宣传活动 55 次，发放宣传手册、宣传画、折纸和宣传单共计 35000 余份，宣传扑克牌 22000 余份；举办健康教育讲座 125 次；全旗现设有健康教育宣传专栏 58 个。各医疗卫生机构、社区设置健康教育室，定期组织开展健康教育课。

二是建立"将健康融入所有政策"工作机制。达拉特旗采取"旗委领导、政府负责、多部门协作"的工作模式，建立"将健康融入所有政策"的长效机制。明确旗委和政府是落实"将健康融入所有政策"的责任主体，各部门及苏木镇、街道是"将健康融入所有政策"的执行者。旗委、政府将健康促进旗建设列入当地民生工程，制定了"将健康融入所有政策"指导方案，并统筹现有与健康相关的协调机制，成立旗健康促进委员会。

三是拓宽创建载体，加快健康场所建设。达拉特旗加大对健康场所建设的资金投入，建设多处与健康相关的活动场所。2017 年以来达拉特旗共投入 1000 多万元用于社区、嘎查村健身器材和文化阵地建设，实现了全旗草原书屋全覆盖。在城市建设规划中，将全民健身场所纳入整体规划，重点建设了 5 个公园广场，增加了健身器材等支持

性环境建设。打造健康主题公园 1 个，健康步道 4 处。各苏木镇、街道坚持因地制宜建成各具特色的健康村、健康社区，把居民生活、文化、健身有机融会，建成文化活动室、健身活动广场，配备了乐器和健身器材。全旗基层医疗机构建成中医馆 16 所，发挥中蒙医防治慢性病的优势作用。

四是改善健康新环境，提升健康新水平。全旗空气环境质量优良天数占 90%，生活饮用水水质合格率达 100%，食品监督抽检合格率 100%，生活垃圾无害化处理率及污水处理率均达到了 90% 以上，人均公园绿地面积 20.9 平方米，城镇居民人均住房面积 38 平方米，人均体育场地面积达到 1.8 平方米，基本养老保险参保率 100%。

第六节 "健康细胞工程"的创建实践

一 鄂尔多斯"健康细胞工程"基本概况

近年来，鄂尔多斯市"健康细胞工程"稳步推进，按照自治区卫健委、爱卫办制定的健康促进学校、医院、机关、企业、社区和家庭等"健康细胞"创建工作方案和标准，通过整体推进、重点突破、培育示范亮点等方式，结合鄂尔多斯市健康城市建设总体要求，全面推进鄂尔多斯市"健康社区""健康家庭""健康医院""健康机关""健康企业""健康学校"等健康细胞建设工作。截至目前，全市共创成健康单位 706 个，同时，以创促建，以点带面，着重培育打造健康城市示范单位 55 个。

推进"健康细胞工程"建设是共建共享的重要举措，在建成和正在创建的国家卫生县城（乡镇）以及自治区卫生嘎查村中选择党委政府重视、工作基础比较好的旗县（乡镇）和嘎查村作为健康村镇试点，全面开展健康旗、镇、村创建工作。积极开展包括村属学校、卫生室、农贸市场、农家乐、民宿、健康步道、健康主题公园以及家庭在内的健康细胞工程建设。按照"整体推进，重点突破"的工作思路，把试点和示范作为推进工作的重要抓手向纵深发展，不断丰富健康细胞建设内涵，搭建健康细胞建设交流平台，积极开展国际交流合作，学习借鉴健康城市建设工作理念和经验做法，提升建设水平，夯实建设健康城市基础。

2021 年 5 月，为深入贯彻落实党的十九大精神，深入开展爱国卫生运动，倡导健康文明的生活方式，有效开展健康教育与健康促进工作，进一步提高广大居民群众的健康素养水平，鄂尔多斯市爱国卫生运动委员会积极倡导各旗区利用旅游微信平台、微博等媒体积极宣传健康素养 66 条，全面开展以"全民健康素养 66 条"为主题的健康教育培训，努力提高市民应对健康问题的能力，养成健康卫生的生活方式。宣传媒体及培训通过理论阐述、图片播放、案例讲解等方式，从基本知识和理念、健康生活方式与行为、基本技能三方面，逐条分析阐述《公民健康素养 66 条》的内容，号召大家自觉抵制不良行为、保持健康生活方式、树立正确健康观念，以健全的人格、健康的心态、健壮的体魄，实现全面发展，共创健康幸福生活。2022 年，为认真贯彻落实《"健康中国 2030"规划纲要》，国务院《关于深入开展爱国卫生运动的意见》等文件要求，加快推进健康城镇健康细胞建设，筑牢健康中国建设微观基础，经有关部门同意，全国爱卫办健康中国行动推进办转发了《关于印发健康村等健康细胞和健康乡镇、健康县区建设规范（试行）的通知》的文件，2 月 28 日，鄂尔多斯市爱国卫生运动委员会接到通知后即刻转发各旗区认真组织学习文件精神，加快推进各地健康城市健康细胞建设工作，拟在 2022 年底打造一批健康细胞示范单位，为全面推动鄂尔多斯健康城市建设奠定坚实基础。健康细胞工程活动要求以保障和促进人的健康为宗旨，坚持以贴近基层、夯实基础，城乡联动、各方参与，提升素质、促进和谐为目标，创新思路、创新举措、创新机制，全面开展健康细胞、健康乡镇建设，营造健康环境，传播健康知识，倡导科学、文明、健康的生产生活方式，从而不断提升全民健康素养和健康水平。

二　鄂尔多斯市"健康细胞"创建实践

（一）"健康村"创建工作实践

健康村是健康促进理念和方法在农村场所的应用，是健康城市的延伸。世界卫生组织认为，健康村是"具有较低传染病发病率，人人享有基本卫生设施和服务，社会环境稳定、和平，社区和谐发展的农村"。

为贯彻落实全国和自治区卫生与健康大会精神及《"健康中国 2030"规划纲要》，深入推进健康城市健康村镇建设工作，为健康内蒙古目标的实现奠定良好基础，按照全国爱卫会《关于开展健康城市健康村镇建设的指导意见》和《内蒙古自治区健康城市健康村镇建设工作方案》中"开展建设试点，形成可推广建设模式"的要求，2016 年自治区爱卫会决定在全区开展自治区健康城市、健康村镇试点工作。将鄂尔多斯市作为试点城市之一，将伊金霍洛旗、准格尔旗、鄂托克旗、鄂托克前旗、乌审旗和达拉特旗作为全区的试点县城。

近年来，鄂尔多斯市积极探索可推广的健康村镇建设模式，将其作为政府的优先发展战略，提出阶段性目标和建设目标，加强健康"细胞"工程建设，将健康融入城市村镇规划、建设、管理的全过程，持续改进自然环境、社会环境和健康环境，使健康村镇建设取得实效，使广大人民群众得到实惠。与此同时，开展理论创新和实践探索，发挥基层首创精神，创新工作思路，探索解决健康问题的新方法、新途径，并结合本地实际情况，进一步研究充实健康环境、健康社会、健康服务、健康人群和健康文化等"五大健康"的具体内容，完善政策措施，建设贴近需求、富有特色和群众认可的健康村镇。

（二）"健康社区"创建工作实践

"健康社区"建设是落实健康中国行动、推进健康中国的重要抓手之一，是"健康细胞"建设的重要内容。为深入推进健康村镇建设，稳固国家卫生城市创建成果，不断提高居民健康素养和健康水平，鄂尔多斯市依据国家、自治区的文件要求在开展"健康社区"方面采取了一系列行动。

在健康环境方面：各社区街道依据规范要求保证社区内道路清洁平整、无积水，建筑里面、楼道等区域干净整洁；社区公园、绿道、宅间绿地能够满足居民休闲、运动等需求；管网末梢水的水质检测达到生活饮用水国家标准要求；社区内商品生产经营单位内外环境卫生整洁；基本建立生活垃圾分类制度，推行生活垃圾分类投放、分类收集、分类运输、分类处理，合理布局居住社区的生活垃圾分类投放容器等设备；引导居民文明饲养禽畜宠物，鼠、蚊、蝇、蟑螂的密度达到国家病媒生物密度控制要求。在健康服务方面：能够提供预防、保健、健康教育和常见病、多发病的诊疗以及部分疾病的康复、护理等基本医疗卫生服务；在有条件的社区医疗卫生机构中设立科学健身门诊，推广常见慢性病运动干预项目和方法；开展健康教育和健康科普，普及健康知识和技能，提升居民健康素养，引导居民践行文明健康绿色环保生活方式；发展社区养老服务和医养结合服务，为老年人提供多层次、多样化健康养老服务。在健康文化方面：将文明、健康、绿色、环保等理念融入居民生活的方方面面，激发居民的健康意识和维护健康的主动性；倡导无烟文化和全民健身文化，充分利用小广场、活动室等空间，配备公共健身设施，发挥体育场馆作用，为居民提供健身服务等。

通过鄂尔多斯市全市人民的不断努力，社区生活环境不断变好，居民生活水平不断提高，健康指数不断上升，将"健康鄂尔多斯"建设落到实处。

（三）"健康机关"创建工作实践

在内蒙古自治区下发的《健康促进机关标准》中，健康环境营造标准的第一条就是开展无烟环境建设。机构所有室内公共场所、工作场所禁止吸烟；机构主要建筑物入口处、电梯、公共厕所、会议室等区域有明显的无烟标识；机构内无烟草广告和促销。在健康服务提供方面要求开展控烟限酒的健康讲座，举办戒烟竞赛等活动。可见，开展控烟工作有着极其重要的意义。

为落实《健康内蒙古行动（2019—2030）》控烟行动相关要求，推动实现健康内蒙古和健康鄂尔多斯建设战略目标，根据《健康鄂尔多斯行动实施方案》的具体要求，2018年鄂尔多斯市人民政府办公厅印发了《关于进一步加强控烟履约工作的通知》；2020年鄂尔多斯市爱国卫生运动委员会、精神文明建设委员会印发了《鄂尔多斯市控烟行动工作方案的通知》；同年，鄂尔多斯市爱国卫生运动委员会印发了《关于加强无烟单位建设工作的通知》，明确了创建无烟政府机关标准和评分标准。要求各旗区、单位要明确创建任务指标，积极开展无烟环境布置，参照无烟单位建设指南，入口处摆放或悬挂醒目的无烟单位创建展示牌或横幅，在重点区域张贴醒目的禁烟标识。结合世界无烟日、爱国卫生月、爱国卫生宣传周、健康促进月以及当地重大活动等节日纪念日，通过座谈、讲座、巡展、宣传栏等多种形式，充分利用电视广播等媒体，对无烟党政机关、企事业单位建设政策要求、烟草危害科普知识、戒烟服务信息等进行广泛宣传，形成人人参与的良好氛围。

这一系列通知要求，不断推动鄂尔多斯市无烟环境建设，促进了"健康机关"的创建。

（四）"健康促进医院"创建工作实践

2015 年内蒙古自治区印发了《内蒙古自治区健康促进医院项目工作方案》，随后鄂尔多斯市印发《2015 年鄂尔多斯市健康促进医院项目工作方案》（鄂卫计发〔2015〕431 号）并研究决定在鄂尔多斯市中心医院、达拉特旗人民医院、准格尔旗中蒙医院、伊金霍洛旗医院、鄂托克前旗医院及鄂尔多斯市第二人民医院开展健康促进医院建设工作。其间结合鄂尔多斯市巩固国家卫生城市和建设健康城市工作，对 6 家健康促进医院的创建进行了督导。

在创建过程中，各创建医院建立与完善了医护人员定期接受健康促进继续教育、医护人员开展院内和院外健康教育工作、医护人员定期体检、各诊疗环节健康教育等制度；改善了院内的诊疗环境；加强了医院文化建设，提高了医院内涵建设，充分调动医院职工的积极性，转变服务态度，引导医护人员对待患者主动、热情、周到，提高了患者满意度；提高了患者、家属和社区居民及医护人员健康促进的知识与技能；开展了特色健康教育与健康促进活动并全面推进无烟医院建设，按照无烟卫生计生机构标准和评分标准，制定并严格执行无烟医院相关规章制度，医院入院处及所有区域有明显的禁烟标识，做到医院室内场所无人吸烟、无烟味、无烟头，达到完全禁烟。

2017 年，按照国家卫生计生委《关于加强健康促进与教育的指导意见》（国卫宣传发〔2016〕62 号）和《关于印发"十三五"全国健康促进与教育工作规划的通知》（国卫宣传发〔2017〕2 号）精神，内蒙古自治区依据自身情况制定了《内蒙古自治区健康促进场所和健康社区健康家庭创建工作方案》，全面启动全区健康场所和健康社区、健康家庭创建工作，明确了全区创建目标。鄂尔多斯市为了进一步加强全市健康促进与教育工作有效推进，加快提升居民健康素养水平，根据方案要求不断深入落实完善"健康促进医院"的创建工作。

（五）"健康学校"创建工作实践

健康学校秉承"健康第一"的原则，为青少年学生提供有利于其健康成长和学习的学校环境、健康政策、健康技能和健康服务，并强调学校与社区的融合。2012年鄂尔多斯市提出建设"国际健康城市"后，对"健康学校"的创建工作研究制定了分类标准。

多年来，鄂尔多斯市一直不断持续推进"健康学校"建设，在健康环境方面新建、改建、扩建校舍；教学设施配备齐全；校园环境整洁、道路平整，绿化美化；学校周边秩序井然、安静、无噪声污染，校门口50米范围内不设立商摊，200米范围内无网吧等。在健康管理方面做到"以学生健康为中心"开展素质教育，促进学生全面发展；将健康学校纳入学校整体教育计划，网络健全，管理规范；创建无吸烟学校，校园内禁止吸烟；加强安全管理，制订抗自然灾害或其他灾害的应急计划，无重大责任事故发生等。在健康服务方面，根据学校种类，分别设置学校医院或卫生室，配备专职卫生技术人员，配备必需的医疗用品；注重学生心理健康，引导和指导学生心理和个性健康发展；对有特殊困难的学生和学习困难的学生提供支持和耐心帮教；教职员工定期体检，建立健康档案，对患病者进行跟踪管理等。在健康促进方面，健康教育课开课率达100%，健康教育普及率达95%等。

随着内蒙古自治区健康促进学校标准的下发，鄂尔多斯市依据上级要求，结合实际情况制定了健康学校指导评估指标，明确"健康学校"创建标准与指标依据，不断深入推进"健康学校"的创建工作。

（六）"健康家庭"创建工作实践

2012年鄂尔多斯市提出建设"国际健康城市"后，对"健康家庭"的创建工作研究制定了创建标准和评估体系。

多年来，鄂尔多斯市不断深入推进"健康家庭"创建工作，不断改善居民住宅环境和家庭生活条件，不断提高家庭健康生活水平，普及健康的行为和生活方式，倡导健康保健消费。社区为广大居民群众提供定期体检和家庭医生服务，保障居民身体健康安全。在加强基础设施建设的同时也对"健康家庭"的家庭氛围和邻里关系有所要求。健康家庭应具备尊老爱幼的传统美德，家庭民主，互敬互爱，热爱学习，不断提高科学文化知识水平。邻里互帮互助，友好相处，主动维护公共环境和楼道卫生，乐于参加社区公益活动，积极参与社区公共安全体系。

鄂尔多斯市还将不断深入推进"健康家庭"创建工作，以家庭为单位，深入提高全市人民的健康素养水平，将健康细胞工程落到实处。

（七）"健康企业"创建工作实践

2012 年鄂尔多斯市提出建设"国际健康城市"后，对"健康企业"的创建工作研究制定了创建标准和评估体系。要求企业成立健康管理领导小组，配备专门工作人员；制定不少于三年的长远规划并出台具体工作方案，坚持健康工作与业务工作"两手抓"，将健康管理与业务工作融为一体，同时研究，同时部署，要有严格的考核措施，确保各项工作目标的实现；要完善健康教育长效机制和健康管理制度。定期开展健康讲座，建立全员（职工及家庭）健康教育和健康管理制度；定期开展职工常规体检；建立全员（职工及其家庭）健康档案；建立特殊人群健康管理制度（少儿、残疾人、孕产妇等）；定期开展全员健康咨询和保健服务，打造"15 分钟健康圈"。要有完善的健康文化体系、必要的健康管理设备和专门的健康管理经费。以上皆按照国家执行的各项标准对职工的健康状况和健康教育达标率进行考核审查。

随后内蒙古自治区印发了健康促进企业标准，从五大类十四项重点任务对健康促进企业进行评估考核。

2022 年 4 月 14 日，为加快推进鄂尔多斯市健康细胞工程建设，切实了解企业需求及"健康企业"创建困难，鄂尔多斯市爱国卫生服务中心深入国家能源集团企业进行实地考察，开展建设工作座谈会。

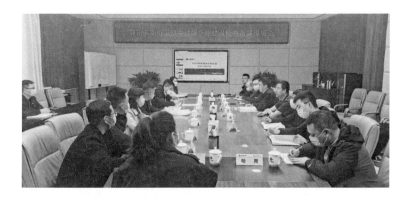

图 4 - 13　鄂尔多斯市爱国卫生服务在国家能源集团企业实地考察工作座谈会（1）

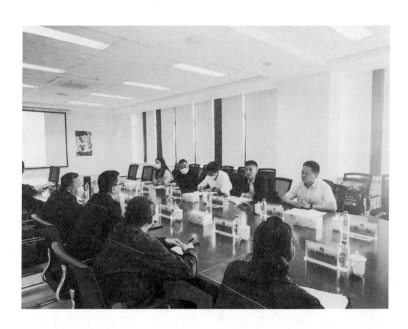

图 4 - 14　鄂尔多斯市爱国卫生服务在国家能源集团企业实地考察工作座谈会（2）

本次系列座谈会，对鄂尔多斯市"健康企业"的创建工作有了更加深入的了解，对企业目前存在的问题，遇到的困难有了更加清晰的认识，为鄂尔多斯市"健康企业"创建提供帮助和支持，将"健康企业"创建工作抓牢抓实。

第五章　健康中国行动创新模式试点城市实践与探索

第一节　健康鄂尔多斯行动的发展历程

在中共中央、国务院发布《"健康中国2030"规划纲要》，提出了健康中国建设的目标和任务后，党的十九大做出了实施健康中国战略的重大决策部署，强调坚持预防为主，倡导健康文明生活方式，预防控制重大疾病。为细化落实《"健康中国2030"规划纲要》对普及健康生活、优化健康服务、建设健康环境等部署，2019年国务院提出了"健康中国行动"并印发了《关于实施健康中国行动的意见》（国发〔2019〕13号），从十五个行动中深入推进健康中国建设。随后，内蒙古自治区人民政府为推进实施健康内蒙古行动，提高全区各族人民健康水平，制定并印发了《健康内蒙古行动实施方案》（内政发〔2019〕11号）。

为认真贯彻落实《国务院关于实施健康中国行动的意见》（国发〔2019〕13号）和《内蒙古自治区人民政府关于印发健康内蒙古行动实施方案的通知》（内政发〔2019〕11号）精神，深入推进健康鄂尔多斯行动，全面提升全民健康水平，2020年，鄂尔多斯市人民政府结合自身实际情况，制定并印发《健康鄂尔多斯行动实施方案》（鄂府办发〔2020〕33号），以普及健康知识，提升健康素养、加强自我管理，享受健康生活、注重早期干预，完善服务体系和鼓励多方协作、实现共建共享为四大工作原则，争取实现到2030年，健康促进政策体系更加完善，全民健康素养水平大幅提升，健康生活方式基本普及，居民主要健康影响因素得到有效控制，重大慢性病导致的过早死亡率明显降低，人均预期寿命得到较大提高，居民主要健康指标水平达到或超过全国、全区平均水平，健康公平基本实现的工作目标。

鄂尔多斯市立足本市居民健康水平情况，将"健康鄂尔多斯行动"细化为健康知识普及行动、合理膳食行动、心理健康促进行动、健康环境促进行动、人群健康促进行动、慢病防治行动、公共卫生体系提升行动、卫生健康信息化推进行动、健康保障完善行动等十四项行动，涵盖了百姓健康生活的方方面面。在这十四项行动中，还继续细化，例如：

在实施健康知识普及行动中，一要建立多方参与的健康教育与促进工作机制；二要开展全民健康教育；三要倡导健康文化理念。在实施合理膳食行动中，一要针对一般人群、特定人群和家庭，加强有针对性的营养和膳食指导，推广使用限量盐勺、限量油壶和健康腰围尺等健康工具，促进减盐、减油、减糖；二要开展人群营养健康状况、食物消费状况监测。在实施全民健身行动中，一要弘扬健身文化，普及健身知识，增强健身意识；二要推进全市体育设施均衡布局；三要建立健全群众身边的健身组织，加强全民健身与重大国际体育赛事、重大节庆活动的有效连接，引领全民健身新时尚。在实施控烟行动中，一要加强控烟宣传教育；二要开展无烟机关建设。在实施心理健康促进行动中，一要加强心理健康服务体系建设，加大心理健康科普宣传，提升全民心理健康素质；二要建立心理健康服务网络，完善社区、教育系统、机关企事业单位和医疗机构的心理健康服务机构及其功能。在实施健康环境促进行动中，一要加强健康环境建设；二要构建安全的食品环境。在实施人群健康促进行动中，一要促进妇幼健康；二要促进学生健康；三要保护职业健康；四要促进老年健康；五要促进残疾人健康。在实施慢病防治行动中，一要进行心脑血管疾病防治；二要进行癌症防治；三要进行糖尿病防治；四要进行慢性呼吸系统疾病防治……并且每一项行动都标明了任务目标和责任主体，做到目标清晰、分工明确，确保"健康鄂尔多斯行动"做好做实。

在保障措施中也提出了以下明确要求。一要加强组织领导。完善政府主导、部门配合、全社会参与的协同推进机制；成立健康鄂尔多斯行动推进委员会（下称委员会），负责统筹推进组织实施、监测和考核相关工作；聘请相关领域专家组建专家咨询委员会，为健康鄂尔多斯行动的推进实施提供技术支持。二要注重宣传引导。强化舆论宣传，及时发布政策解读，回应社会关切，凝聚全社会力量，形成健康促进的合力；充分利用新媒体，大力宣传实施健康鄂尔多斯行动，加强科学引导和典型报道，增强社会的普遍认知，营造良好的社会氛围。三要开展监测评估。委员会要围绕目标指标和行动举措，制定监测评估工作方案，依托互联网和大数据，发挥社会组织作用，定期监测评估主要倡导性指标和预期性指标、重点任务的实施进度和效果，形成总体监测评估报告。四要建立考评机制。委员会围绕健康鄂尔多斯行动主要目标任务，组织对各旗区开展考核，并作为各旗区党政领导班子和领导干部综合考核评价、干部奖惩的重要参考；各旗区要结合实际，制定有针对性的考核办法，按照国家要求，依托互联网和大数据，对健康鄂尔多斯行动的主要指标、重点任务实施进度进行年度监测。

多年来，鄂尔多斯狠抓实干，积极开展各项活动，深入推进各项行动，为提高人民生活健康水平，提升全民健康素养而不懈奋斗。

第二节　鄂尔多斯获评"健康中国年度标志城市"的成功与实践

一　第一届获评"健康中国年度标志城市"

2018 年 10 月 18 日，由新华社每日电讯和上海师范大学主办，以"助力健康中国、我们携手同行"为主题的首届健康中国年度标志发布仪式在北京新华社大礼堂举行，包括鄂尔多斯在内的 11 个城市，获评首届"健康中国"年度标志城市。

本次推选活动以上海师范大学的建模数据统计为基础，信息来源包括国家卫生健康委员会、生态环境部、发改委、民政部、老龄委等部委的官方网站，2018 年各城市政府工作报告和各城市 2017 年《国民经济和社会发展统计公报》、国家统计局 2017 年《中国统计年鉴》，以及《人民日报》、新华社、中央电视台《新闻联播》、《光明日报》、《健康报》五大中央媒体的新闻报道。活动从健康服务、健康环境、健康保

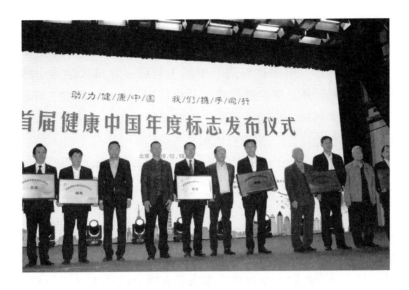

图 5 – 1　首届健康中国年度标志发布仪式

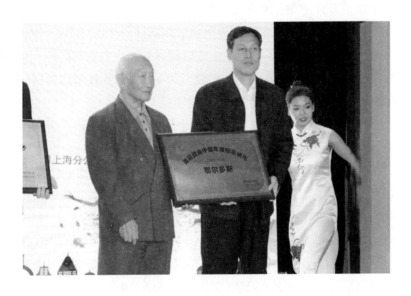

图 5 – 2　鄂尔多斯获评首届"健康中国年度标志城市"

障、健康传播四个维度，对城市"这一年"的健康城市建设进行了量
化考评，并按生态环境部公布的 2017 年城市空气质量后 10 名和有其他

重大负面情况等"负面清单"一票否决,在此基础上,选出 31 个候选城市。活动通过网民投票,经过来自国家卫健委、生态环境部、农业农村部、自然资源部、中国社科院、中国工程院、北京大学等十多个部委、机构专家的评审,并合并权重,最终银川、福州、深圳、青岛、成都 5 个省会和单列市,南通、延安、鄂尔多斯、吉安、威海、苏州 6 个地级市获评"健康中国"年度标志城市。

仪式上还发布了 2017 年健康城市综合指数,鄂尔多斯高于 98 个地级市健康城市平均值 28.85 分。

二 第二届获评"健康中国年度标志城市"

2021 年 10 月 17 日,以"筑牢强国根基,共享健康生活"为主题的首届健康中国促进行动暨年度指数发布大会在呼和浩特市召开。大会公布 2021 年健康中国综合指数得分为 79.75 分,居全球中等收入偏上国家第五名,17 个城市获评"健康中国年度标志城市",鄂尔多斯市第二次入选。鄂尔多斯在 2006 年就开始实施《健康鄂尔多斯行动计划》,2021 年起,鄂尔多斯面向全市 13 岁至 18 岁女性正式启动宫颈癌疫苗免费接种,并持续开展为适龄女性免费实施"两癌"筛查。如今,鄂尔多斯基本做到保障和促进健康的公共政策健全,健康环境、健康社会和健康人群协调发展。

大会揭晓了 2019—2020 年"健康中国年度标志城市"推选结果,省会和计划单列市组别里,成都市、深圳市、杭州市、乌鲁木齐市、银川市、济南市摘得桂冠;地级市组别里,珠海市、苏州市、三亚市、鄂尔多斯市、嘉峪关市、克拉玛依市、遵义市、嘉兴市、秦皇岛市、威海市、大同市获得殊荣。

根据大会发布的《健康中国指数报告 2021》分析,中国健康指数在 10 个中等偏上收入国家中处在第五位,有以下几个指标表现突出:中国的社会医保支出占政府卫生支出比例为 67.9%,在中等偏上收入国家中处在第一位;中国的每千人口病床数为 6.46 张,在中等偏上国家中处于第三位;中国的人口出生时预期寿命为 76.7 岁,在中等偏上收入国家中处于第四位。由此看来,健康中国综合指数得分的大幅提升,同时也反映了健康中国建设水平的提升。

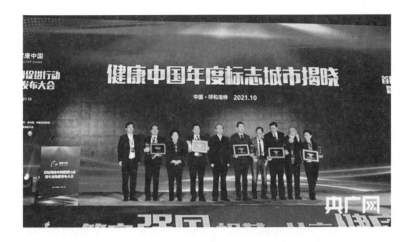

图 5 - 3　首届健康中国促进行动暨年度指数发布大会
健康中国年度标志城市揭晓环节

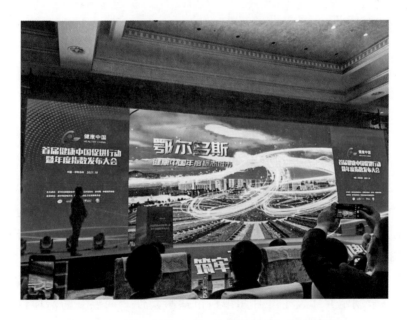

图 5 - 4　鄂尔多斯第二次入选健康中国年度标志城市

第三节　健康中国行动创新模式

——鄂尔多斯试点工作的经验与探索

一　健康中国行动创新模式试点背景

为探索在健康城市建设中推动健康中国行动落地落实的有效工作模式，创新方式方法，推进健康中国建设，全国爱卫办、健康中国行动推进办决定以妇幼健康促进行动、癌症防治行动中的宫颈癌防治为重点内容，并于2020年12月8日印发了《关于开展健康城市建设推动健康中国行动创新模式试点工作的通知》。该通知中的试点工作内容与鄂尔多斯市多年来开展的"两癌"防治项目不谋而合。

鄂尔多斯市的"两癌"防治项目开展较早。2009年国家开始在全国部分县区为农村地区35—59岁（2012年后扩展至64岁）的适龄妇女提供免费"两癌"检查服务。鄂尔多斯市准格尔旗和达拉特旗就被确定为国家项目点，开始启动实施"两癌"检查项目。2010年，鄂尔多斯市政府启动了全市的"两癌"检查项目。2015年，鄂尔多斯市政府深入贯彻落实"健康中国"的战略措施，积极打造"健康鄂尔多斯"，将对适龄妇女的"两癌"检查纳入政府惠民工程，于2016年正式启动了又一轮适龄妇女"两癌"检查项目，不分城镇、农村免费为全市35—64岁妇女提供宫颈癌和乳腺癌检查。

2020年，为全力推进"健康鄂尔多斯"建设，进一步提高"两癌"（宫颈癌和乳腺癌）的早诊早治率，有力保障我市适龄女性的身心健康，按照国家卫生健康委员会等十部委《关于印发健康中国行动—癌症防治实施方案（2019—2022年）的通知》（国卫疾控发〔2019〕57号）精神，结合鄂尔多斯市实际情况，鄂尔多斯市卫生健康委等9部门联合制定并印发了《鄂尔多斯市适龄女性"两癌"防治项目实施方案》，并于2021年，在全市全面启动实施"两癌"防治项目，开展对13—18岁适龄女性宫颈癌疫苗免费接种及新一轮为35—64岁适龄妇女提供宫颈癌和乳腺癌检查。2021年3月鄂尔多斯市被确定为全国健康中国行动创新模式15个试点城市之一。

二　健康中国行动创新模式试点城市经验

在"两癌"防治项目多年的实践与探索中，鄂尔多斯市摸索出了许多行之有效的经验和做法。

一是加强领导，明确职责。"两癌"防治工作首先得到了市政府的高度重视，为确保全市适龄妇女免费"两癌"防治工作顺利实施，鄂尔多斯市政府出台项目实施方案，成立了由市政府分管副市长为组长，市卫健委、市宣传部、市财政局、市妇联、市审计局、市民政局等相关部门为成员的全市适龄妇女"两癌"防治工作领导小组，负责"两癌"防治的领导、组织、协调工作，为项目工作的开展提供了组织保障。为推动"两癌"防治项目的有效落实，鄂尔多斯市政府举办了全市"两癌"防治项目启动仪式，推动"两癌"防治项目有效实施。

二是专款专用，经费保证。鄂尔多斯市政府从 2016 年以来累计投入 3000 多万元经费，专项用于"两癌"检查。从 2021 年开始，鄂尔多斯市政府每年投入 600 万元，旗（区）级按财政要求比例匹配经费，专项用于"两癌"防治项目，做到了专款专用，及时拨付，保障了检查项目工作的顺利开展。

三是加强培训，质控督导。项目启动及实施期间，组织各旗区项目骨干人员多次进修，并邀请国内专家前来讲课培训，为考核合格者颁发合格证书，为项目实施提供了专业队伍保障。同时，成立了由中国医学科学院肿瘤医院、北京同仁医院、市中心医院、市妇幼保健院的相关专家组成的专家技术指导团队，对全市的"两癌"防治项目工作进行技术指导和质量控制，通过定期现场质控、检验复核、资料抽检等方式，对检查工作进行全面质控，有效避免了误诊、漏诊现象，为项目实施提供了有力的技术保障。

四是强化宣传、扩大影响。充分利用公众号、微博、广播、电视、报刊、微信等宣传媒体，印制"两癌"、HPV 疫苗接种等相关宣传资料向公众发布，举办知识讲座，广泛开展宣传教育，帮助广大适龄妇女充分了解、掌握预防"两癌"、HPV 疫苗接种及妇科病的健康知识，在社会上营造关注妇女健康的良好氛围，切实提高了广大妇女参与"两癌"防治的积极性和主动性。

五是搭建平台，规范管理。建立全市统一的"两癌"检查信息管理系统，为每一位受检妇女建立检查电子档案，收集宫颈癌危险因素、检查结果及随访等信息，实现数据实时传输，加强信息的电子化、自动化管理，提高了检查效率。适龄人群HPV疫苗接种均在公众平台开通了预约系统，并将接种者均录入全市"宝宝计划"免疫接种信息系统，加强规范管理。

六是试点先行，全面实施。2020年8月以试点的形式，在准格尔旗率先开展HPV疫苗免费接种项目，为在校女中学生免费接种二价HPV疫苗，成为全国首个免费接种宫颈癌疫苗的地区。在此基础上，2020年12月底，鄂尔多斯市政府出台《鄂尔多斯市适龄女性"两癌"防治项目实施方案》，将"两癌"防治项目继续列为全市重点民生事项，从2021年起已全面推广实施。

三 健康中国行动创新模式试点城市对促进鄂尔多斯健康城市发展的意义

经过多年的坚持与不懈努力，鄂尔多斯市的"两癌"防治项目取得了良好的成绩。一是在2016—2020年的"两癌"检查项目期间，鄂尔多斯市共累计完成宫颈癌检查19.2万人，任务完成率94.6%，其中HPV（人乳头瘤病毒）初筛检查18万人，累计检查覆盖率为56%，CINⅡ（宫颈上皮内瘤变二级）检出774人，占检查人数的0.45%，确诊宫颈癌90人，占检查人数的万分之四；乳腺癌检查14.7万人，任务完成率为72%，乳腺超声4类及以上1691人，占检查人数的1.15%，确诊乳腺癌87人，占检查人数的万分之六，为20余万人建立了标准的电子健康档案，针对检出的阳性病例跟踪随访12012人次，针对发现的早期病变和确诊宫颈癌的患者，及时进行治疗和转诊，较好地完成了既定的筛查任务，保障了妇女生命健康，受到社会各界好评。

二是"两癌"检查项目实施期间，鄂尔多斯市与国际接轨，邀请世界卫生组织等国际专家分别于2016年和2019年前来鄂尔多斯市进行实地考察和交流，拓宽了"两癌"工作的新视野，得到了世卫组织和社会各界的认可和支持，并在开展"两癌"检查工作基础上，与中国医学科学院肿瘤医院合作开展了科学研究，共有 4 项临床注册实验，1 项"一带一路"项目，1 项国际合作研究，分别在鄂尔多斯市伊金霍洛旗、鄂托克旗、杭锦旗、准格尔旗顺利开展。

三是 2020 年，HPV 疫苗免费接种项目在准格尔旗试点以来，首针接种率达 84.3%。此项目启动实施后，广大群众对 HPV 疫苗认知度明显上升，自愿接种 HPV 疫苗人数明显上升。

在免费宫颈癌疫苗接种项目带动下，2020 年全市 HPV 疫苗接种 25847 人，比 2019 年接种 4584 人增长了 4.6 倍。

四是自 2021 年 4 月全市"两癌"防治项目实施以来，截至 12 月底，"两癌"筛查率均已完成目标值的 82%，筛查出患癌及癌前病变人群治疗率达 99%，宫颈癌疫苗接种率达 67%。通过"两癌"防治项目的开展，增强了广大妇女的自我保健意识和"两癌"预防意识，充分调动了广大适龄妇女参与"两癌"知识学习的积极性和主动性，形成了健康向上、定期检查的科学生活方式。

在被评为健康中国行动创新模式试点城市之后，鄂尔多斯市卫生健康委员会继续印发了《鄂尔多斯市"两癌"防治项目技术指导方案（2021—2025 年）的通知》（鄂卫健委发〔2021〕49 号），进一步规范"两癌"防治项目工作，提高工作效率和检查质量，力求将"两癌"防治项目持续推进落实，为深入推进健康鄂尔多斯行动发挥积极作用。

表 5-1　　鄂尔多斯市关于健康鄂尔多斯行动暨健康城市建设
相关政策法规文件

序号	政策法规名称	发文年度
1	《2015 年鄂尔多斯市健康促进医院项目工作方案》	2015
2	《关于进一步加强控烟履约工作的通知》	2018
3	《鄂尔多斯市控烟行动工作方案》	2020
4	《关于加强无烟单位建设工作的通知》	2020
5	《鄂尔多斯市适龄女性"两癌"防治项目实施方案》	2020
6	《鄂尔多斯市"两癌"防治项目技术指导方案（2021—2025 年）的通知》	2021

第六章　国家卫生城市及县城（乡镇）的创建实践

第一节　国家卫生城市的创建实践

国家卫生城市是由全国爱国卫生运动委员会办公室评选命名的国家级卫生优秀城市，是全国重要的城市品牌之一。根据《国家卫生城市评审与管理办法》和《全国爱卫会关于做好下放国家卫生乡镇（县城）评审工作的指导意见（试行）》的有关规定，全国爱卫办组织专家对进入复审程序的国家卫生城市（区）进行评审，对各地上报的国家卫生乡镇（县城）复审结果进行抽查。对爱国卫生组织管理、健康教育和健康促进、市容环境卫生、环境保护、重点场所卫生、食品和生活饮用水安全、公共卫生与医疗服务、食品卫生、城区除"四害"、单位和居民区卫生、病媒生物预防控制等方面进行评分考察，同时，全国爱卫办还修订了《国家卫生城市考核命名和监督管理办法》，评审周期由两年改为三年；赴考核城市现场工作由暗访、技术评估、考核鉴定三个环节修改为暗访、技术评估两个环节，减少地方的负担；由于命名周期延长，为保护地方"创建卫生城市"的积极性，命名程序由单数年申报、双数年命名，改为第一、二年申报，第三年的第四季度集中命名。

国家卫生城市不是终身制，全国爱卫办将不定期组织复查，复查形式以暗访为主。经第一次复查不合格者，将给予通报批评并限期改进，第二次复查仍不合格者，撤销其荣誉称号。因此，鄂尔多斯市现取得的成果实属来之不易，这是鄂尔多斯市全体人民一步一个脚印奋斗的成果。

2011 年 11 月，鄂尔多斯市被正式命名为"国家卫生城市"，这项荣誉的取得，对于进一步优化城市环境、提升城市品位，加快推进富民强市进程产生了重大而深远的影响，国家卫生城市已成为鄂尔多斯市一张亮丽的"城市名片"。2015 年，鄂尔多斯市顺利通过了第一轮复审，建立了一套"发现问题—限期整改—督查验收—长效保持"的工作机制。2018 年，以 846.5 的高分通过了第二轮复审，成为被全国爱卫会通报表扬的九个城市之一，国家卫生城市巩固提升工作取得明显成效。2021 年，又以全区第一名的优异成绩，再一次顺利通过国家卫生城市复审，并受到自治区通报表扬。下一步，鄂尔多斯市将进一步巩固和发展国家卫生城市创建成果，大力实施健康鄂尔多斯行动，扎实推进健康鄂尔多斯建设。

一　国家卫生城市创建历程

（一）创建背景

爱国卫生运动是在中共中央、国务院直接领导下，开创和发展起来的具有中国特色的社会卫生工作方式，是我们党将群众路线运用于卫生防病工作的伟大创举和成功实践，是我国社会主义建设和卫生事业的重要组成部分。1989 年，国务院在《关于进一步加强爱国卫生工作的决定》中要求把爱国卫生运动纳入我国国民经济和社会发展总体规划之中，并深入持久地开展下去。全国人大也把"开展群众性卫生运动，保护人民健康"写入了《中华人民共和国宪法》。爱国卫生运动开展 70 多年来，在促进社会主义两个文明建设，改善人民群众生产、生活环境，发展社会主义卫生事业，缩小城乡差距和加快城乡一体化进程，参与重大传染病防治等方面发挥了重要作用。

1998 年自治区第九届人大第五次会议通过了《内蒙古自治区爱国卫生条例》，自治区爱卫工作有了地方性法规。2003 年自治区党委印发了《关于深入持久地开展群众性爱国卫生运动的通知》，2004 年自治区政府又制定了《关于进一步加强爱国卫生工作的意见》，要求进一步加大爱国卫生工作力度。各级党委、政府和各部门也非常重视爱国卫生工作，加强领导，强化措施，围绕创建卫生城市、卫生城镇和卫生单位，开展农牧区改水改厕、除害灭病以及加强健康教育等工作重点，做了大量卓有成效的工作。多年来，鄂尔多斯市在市委、市政府的正确领导下，各级爱卫机构和部门认真贯彻执行国家和自治区爱国卫生方针政策，通过广泛、深入地开展群众性爱国卫生运动，鄂尔多斯市的爱国卫生工作取得了可喜可贺的成就。

（二）创建历程

2005 年，鄂尔多斯市人民政府印发了《关于开展创建国家卫生城市工作的决定》（鄂政发〔2005〕23 号）拉开了该市创建"国家卫生城市"工作的序幕。鄂尔多斯市委、市政府决定从 2005 年 10 月起，力争用 3 年时间把该市创建成"国家卫生城市"，要求各旗区、各部门紧扣创建"国家卫生城市" 10 个方面、10 个基本条件的标准要求，学习借鉴外地市的成功做法，进一步加快城市基础设施建设，强化市容环境整治，广泛深入宣传动员，不断提高市民文明素质，着力营造"人人都想'创卫'之法，人人都想干'创卫'之事"的良好氛围，要坚持把创建"国家卫生城市"作为"一把手"工程，切实加强组织领导，层层建立"国家卫生城市"机构，抽调得力的领导班子和工作人员，形成纵向到底、横向到边的创建"国家卫生城市"工作网络。创新工作思路，理顺管理体制，落实长效措施，强化市、区、街办、社区管理责任，着力构建"两级政府，三级管理，四级网络"的创建工作机制。强化督促检查，严格考核奖惩，定期开展创建"国家卫生城市"检查评比活动，并将旗（区）和市级各部门创建"国家卫生城市"工作列入市委、市政府年度目标责任考核内容。对按期完成创建任务的单位和个人予以表彰奖励。并印发《鄂尔多斯市创建国家卫生城市实施方案》（鄂政函〔2005〕310 号），从指导思想、工作目标、组织机构及工作职责、工作措施等方面指导"创卫"实践，明确工作任务及目标。

为贯彻落实国家和内蒙古自治区"十一五"时期全面建设小康社会的战略思路，实践以人为本，全面、协调、可持续发展，结合鄂尔多斯市的实际，于 2005 年印发了《鄂尔多斯市爱国卫生"2006—2010"发展规划》，鄂尔多斯市委、市政府站在新的发展起点对该市 2006—2010 年期间的爱国卫生工作做出了规划部署，创建"国家卫生城市"就此拉开帷幕。

鄂尔多斯市人民政府先后制定出台了《创建国家卫生城市工作目标

细则》《爱国卫生管理办法》和《城市市容环境卫生管理办法》等政策法规。同时层层签订工作任务目标责任状，落实分解任务，实行目标化管理，确保"一个目标干到底，一种声音喊到底，一把尺子量到底"。2007年12月，鄂尔多斯市委二届四次全委会向全市人民发出了打造"健康鄂尔多斯"的号召。建设"四大卫生体系"、实施"九大健康工程""打造医疗卫生强市"成为重要目标。2008年初，鄂尔多斯市委、市政府召开创建国家卫生城市誓师大会，"创卫"工作进入攻坚战，鄂尔多斯市"创卫"指挥部适时设计并推出"十大行动计划"，鄂尔多斯市卫生局适时推出《健康鄂尔多斯行动计划》，健康教育、健康促进行动日渐兴起，2010年顺利通过国家的技术评估，2011年11月正式命名挂牌。为全面提高市民幸福指数，2012年鄂尔多斯市委、市政府审时度势，又提出了创建"国际健康城市"的新目标以及全市所有旗区在五年内均要完成创建国家卫生县城（乡镇）的决定。2013年，根据《国家卫生城市标准》《国家卫生城市考核命名和监督管理办法（2011版)》和《鄂尔多斯市爱国卫生工作管理办法》，鄂尔多斯市人民政府办公厅印发关于《建立健全国家卫生城市长效管理机制的意见》，为切实巩固和发展"国家卫生城市"创建成果，全面推动该市爱国卫生工作进程，为城市卫生管理走上科学化、规范化的轨道提供制度支撑。2018年，为全面做好迎接复审的各项准备工作，进一步提升鄂尔多斯市国家卫生城市长效管理水平，确保高水平通过国家卫生城市复审验收，制定了复审工作方案，按照"政府领导、分级负责、部门协调、全民参与、法治规范、科学治理、社会监督"的方针，把巩固国家卫生城市工作与促进全市经济社会协调发展紧密结合起来，切实解决日常管理中的薄弱环节，确保顺利通过国家卫生城市复审。2021年，鄂尔多斯市顺利通过国家卫生城市第三次复审，创建"国家卫生城市"进一步健全长效管理机制，在此基础上向"健康城市"转型升级。

二　国家卫生城市创建实践

（一）加强领导，各方推进

鄂尔多斯市委、市政府高度重视创建"国家卫生城市"工作，始终把"创卫"工作作为提升城市形象、提高城市品位、改善城市环境、保护人民健康、促进经济发展的重要举措,纳入党政重要议事日程,建立了领导班子目标考核责任制、行政首长问责制。2008年,为加强全市的"创卫"组织领导,鄂尔多斯市成立了由35个部门组成的"国家卫生城市指挥部",市人民政府市长担任总指挥,下设办公室和"市容市貌政治组""工商管理组""环境保护组""宣传和健康教育组""环境与食品卫生组""交通秩序组""除'四害'卫生组""监督组"等八个专项工作组。由13个市直重点部门业务骨干组成的市"创卫办",集体办公,通力作战。各旗区也成立了相应的组织领导机构和专项工作组,并配备了现代化办公设备和交通工具。

2011年,鄂尔多斯市爱卫办升格为副处级单位,核定编制10名。2018年,为强力推进鄂尔多斯市国家卫生城市复审迎检工作,确保顺利通过复审,鄂尔多斯市爱卫办联合市城管局、市工商局、市卫生计生监督局等责任单位,对东胜区和康巴什区开展了市级专项督导检查工作,并积极推进两个城市核心区的环境整治工作调度会暨复审迎检工作推进会的召开。要求各地实地查看,听取汇报,召开会议,加强督导,把握复审工作的整体开展情况及下一步的工作计划。除此之外,为有效推进"创卫"活动,市区两级党政领导和"创卫办"的工作人员求真务实,深入街道社区、企业单位进行实地调研和现场办公。一次次的推进会、协调会,一次次的大战役、大行动,使问题一个个得以解决,"瓶颈"一个个得以突破,目标一项项得以落实,市容环境卫生质量一步步得以提升。

(二)创新机制,以人为本

实施数字城管、便民服务、社会治安和应急管理等一系列信息化应用项目,城市管理渐趋规范化、精细化。

不断提升城市管理行政执法水平。自2011年被自治区列为城市管理综合行政执法试点城市以来,鄂尔多斯市着力推进执法规范化建设,先后制定了19项城市管理执法制度,城市管理步入科学化、规范化发展轨道。

加强城市环境卫生设施建设管理。中心城区生活垃圾全部实行压缩车定点收集、密闭化运输。全面推行垃圾分类收集试点工作，中心城区已有21个小区开展了垃圾分类试点工作。启动餐厨垃圾处理试点工作，建成餐厨垃圾处理厂4处。强化市容市貌综合整治。通过网格化管理、签订门前五包协议等模式，大力开展市容环境综合整治。加强建筑工地施工现场标准化管理，规范施工现场安全生产和从业人员行为。加大经营性广告牌匾治理力度，规范城市停车秩序。

推行城市数字化管理。紧抓鄂尔多斯市被列为第二批国家智慧城市试点的契机，全面提升城市数字化管理水平，"数字东胜""数字康巴什""智慧伊金霍洛"等城市管理系统有序推进。

加强公共场所卫生监督管理。规范公共场所内卫生操作规程，制发行业卫生管理要求，积极开展控烟宣传活动，每年创建市级无烟单位30个。

加强食品安全规范化管理。坚决落实"四个最严"要求，加强"四大安全"监管，有效管控风险，推行"四化监管"、餐饮单位"4D""五常""六T"等精细化管理模式，深入实施餐饮服务食品安全量化分级管理工作，牢牢守住安全底线，积极创建食品安全城市，加强检验检测能力建设，打造市、旗、苏木乡镇三级信息化综合监管平台，构建从源头到消费全过程监管格局，严厉打击食品药品安全违法犯罪行为。截至目前明厨亮灶率已达95.9%，餐饮业量化分级管理率达97.8%，完成16312户食品许可经营单位、1288家食品生产企业和食品生产加工小作坊风险分级评定工作；完成食品安全快检6651批次，合格率为99.4%，全市快检食品1158批次，合格率99.7%；完成对25大类共1188批次食品的抽检监测，监督抽检样品合格率为99.07%，高于食品抽样检验从批次/千人。近三年未发生重大食品安全事故，有效保障了人民群众"舌尖上的安全"。

加强饮用水安全保障和水环境质量。近年来，鄂尔多斯市持续开展水污染防治工作，全力打好碧水保卫战，通过全域治理生活源，推进煤化工高盐水分盐结晶工作，开展流域综合治理，建立从水源地保护、自来水生产到安全供水的全程监管体系，强化水质监测检测，确保饮用水安全。加强传染病预防和监管。坚持"预防为主、防治结合"的方针，规范并落实日常防控措施，制订传染病防治计划，健全了计划免疫网络，组建了突发公共卫生事件应急队伍。截至目前，全市重点流域Ⅰ—Ⅲ类优良水质占比85%以上，国家考核的7个断面全部达标；全市地表水丧失使用功能（劣Ⅴ类）水体断面比例为0%；城市建成区无黑臭水体；城镇以上集中式饮用水水质达标率100%，生活饮用水水质达标率85.7%。

加大环境保护力度。认真贯彻落实《鄂尔多斯市环境保护条例》，实施工业污染全面达标排放工程，坚决打赢蓝天保卫战，开展"雷霆斩污"环境执法专项行动，通过开展"百日攻坚"行动、矿区环境综合整治、重点行业污染治理升级改造、重点行业VOCs综合治理、扬尘污染可视化实时化监管、实行区域露天矿山夜间停产等措施，持续改善大气环境质量。确保空气质量优良率保持在85%以上。加强重点流域水污染综合整治，推进矿区地质环境治理和露天煤矿复垦绿化。持续提升环保监管能力，建成环境数据资源中心及生态环境监测监管系统。

（三）注重建设，优化环境

加大投入力度，完善城市基础设施建设。全面完成七旗二区所在地的污水处理厂、垃圾无害化处理场和重点工业园区的污水处理厂建设。不断加大城市园林绿化建设力度，建成均衡分布的各类公园绿地200余个，300米见绿、500米见园的效果初步展现，在同等级城市中名列前茅。把提升城镇园林绿化水平、全面加快大美秀美、园艺园林鄂尔多斯建设作为重要的城建工程、民生工程和重大发展工程，大手笔造绿添绿、大力度实施景观提升工程，目前，鄂尔多斯道路面积6169.0万平方米，燃气普及率达94.6%，城镇居民人均住房建筑面积41.4平方米，农牧民人均住房面积43.5平方米。优质的城市环境已成为宜居鄂尔多斯新的亮丽名片。

完善城市功能，提升城镇化质量。编制并实施中心城区道路、绿化、供水等一体化规划。深入开展住宅小区文明卫生创建和城市精细化治理行动。实施美丽乡村三年行动计划，推进美丽乡村建设与产业发展深度融合。在全市150个行政村开展垃圾、污水集中收集和治理试点，全面改善农村牧区生产生活条件。加强城市绿化亮化和景观改造。鄂尔多斯市政府所在地康巴什区按照"一街一灯型、一路一景观"的方案和"节能、绿色"的原则，完成所有主次干道路灯建设工作，形成了以主、次干道功能性照明为主，临时建筑物为组团的城市夜景。同时，对建成公园进行了全面改造，配备了音响系统、标识系统、导游导视系统，增设了健身器材、无障碍设施等，人居环境大为改善。

生态建设成效显著。近年来，鄂尔多斯市坚持"绿水青山就是金山银山"的发展理念，按照"画框子、定规则、强基础、抓落实"的总体思路，以改善生态环境质量为核心，建立以落实生态保护红线、环境质量底线、资源利用上线和生态环境准入清单的"三线一单"为核心的生态环境分区管控体系，推动了鄂尔多斯市绿色发展方式和生活方式，筑牢生态安全屏障。从指标数据来看，生态环境质量改善工作还要常抓不懈，高质量开展。截至目前，全年共完成造林面积120.9千公顷，森林覆盖率27.3%，植被覆盖度稳定在70%以上。鄂尔多斯市建成区绿地率达到41.2%，建成区绿化覆盖率达44.6%，人均公园绿地面积达32.7平方米。资源节约型、环境友好型社会建设取得突破，全面实施大气、水、土壤污染防治计划，解决了一批突出的环境问题并超额完成节能减排任务。获国家森林城市、全国绿化模范城市等殊荣。

（四）考察学习，交流经验

自2011年成功创建国家卫生城市以来，鄂尔多斯市将创建成果巩固提升和健康城市建设工作作为最重要的民生工程，积极开展"健康细胞工程"创建、"智慧城市"建设、城乡环境卫生整洁行动等工作，深入推进健康教育与健康促进，着力提高城市治理能力和管理水平，提升居民健康素养水平，全力推动爱国卫生工作向纵深发展，全市各级卫生和健康创建工作实现了跨越式发展。与此同时，为实现科学开展各项工作，鄂尔多斯市委、人大、政府、政协领导分头组团带队到上海、江苏、山东、宁夏、青海、湖南、吉林等"创卫"先进地区学习，考察先进地区的发展成果，借鉴先进方法和管理办法。2018年，烟台市爱卫办主任王盛平一行8人来鄂尔多斯市考察交流爱国卫生工作。两市就爱国卫生城市创建工作进行充分交流，只有相互学习，相互借鉴才能相互进步。同年，内蒙古自治区爱国卫生工作经验交流现场会在鄂尔多斯市召开。会议通报全区国家和自治区级卫生城镇复审复核检查情况及秋冬季爱国卫生运动开展情况，总结交流卫生创建成功经验，安排部署下阶段全区爱国卫生重点工作。会议中播放了鄂尔多斯市、包头市等六个地区的城市经验交流专题片，供各盟市交流学习。

（五）提档升级，共建共享

大力开展健康教育与健康促进活动。创办了以健康宣传教育为主旨的"健康鄂尔多斯大讲堂"，开办《健康鄂尔多斯》电视专栏节目，宣传普及健康知识。2014年，准格尔旗被列为全国首批"健康促进旗"试点旗区，并于2016年顺利通过国家验收。2017年，明确提出已创建国家卫生县城的地区均要创建健康促进旗，2018年，乌审旗开展创建全国"健康促进旗"工作，先后印发《关于启动健康促进示范旗区建设及相关工作的通知》《关于加快推进全国健康促进旗（区）建设工作的通知》等配套文件，并多次开展督导检查工作。此外，在广场、公园、车站、社区等人流量大的公共场所增设公益广告牌及宣传标语，充分利用互联网、移动客户端等新媒体传播健康知识，提高健康教育的针对性、精准性和实效性，教育和引导市民养成良好的卫生习惯。2021年，乌审旗顺利通过国家验收。

深入开展群众性爱国卫生运动。结合"爱国卫生月""健康鄂尔多斯活动月"等，开展讲卫生、树新风、除陋习活动，提高群众文明卫生意识，营造社会和谐新风尚。组织发动全市各级党政机关、企事业单位、社区等广大干部群众，积极开展城乡环境卫生整洁行动。

不断提升城镇基础设施配套水平。按照"绿在城中，人在绿中，园在景中"理念，先后建成了31处公园广场，乌兰木伦湖全线成景开放，康巴什区成为全国首座"环境艺术示范试点城市"和全国首个以城市景观命名的4A级旅游区。全市行政村和较大自然村实现基本公共服务全覆盖，农村牧区面貌焕然一新，获评"中国美丽乡村建设示范地区"。全面开展卫生与健康创建活动。在巩固国家卫生城市和创建国家卫生县城（乡镇）的基础上，全面开展自治区级、市级卫生乡镇（苏木）、村（嘎查）和卫生先进单位创建活动。着眼将健康融入所有政策。全市卫生与健康大会召开后，鄂尔多斯市委、市政府做出了高水平建设健康鄂尔多斯战略部署，根据国家和自治区卫生与健康大会精神，及时组织编制《"健康鄂尔多斯2030"实施方案》。研究将健康融入所有政策的实践路径，在经济社会发展规划中突出健康目标，在公共政策制定实施中向健康倾斜，在财政投入上着力保障健康需求，以营造更加良好的健康鄂尔多斯建设氛围。大力发展健康产业，出台《鄂尔多斯市健康服务业"十三五"规划》。大力发展健康养老产业，重点打造健康产业集中发展示范区。2016年，鄂尔多斯市被确立为国家第一批医养结合试点城市。深入推进健康细胞工程建设，印发《鄂尔多斯市健康鄂尔多斯基础工程建设方案》等文件，同时，健康促进、健康安全、食品药品安全、环境保护、健康城市管理、社会保障、社会安全、健康文化、全民健身、健康产业发展等十项重点行动全面推进。

第二节　国家卫生县城（乡镇）的创建实践

一　"国家卫生乡镇（县城）"的评选内涵

"国家卫生乡镇（县城）"是分别对县城和乡镇的评选考核，目的是为了在县城和乡镇一级也能落实好爱国卫生运动，改善人民群众居住环境，提高人民生活质量，促进城乡一体化发展。国家卫生县城和乡镇申报遵循自愿的原则，申报资格为命名满2年以上的省级卫生县城和乡镇，各项指标达到《国家卫生乡镇（县城）标准》，并已形成长效管理机制。

近年来，我国不断加大统筹城乡发展的力度，深化医药卫生体制改革各项任务，为此，全国爱卫办在广泛征求各省（区、市）爱卫会和有关部门意见基础上，按照《国家卫生乡镇（县城）标准》和《国家卫生乡镇（县城）考核命名和监督管理办法》，全国爱卫办组织专家对每年进入复审程序的国家卫生城市（区）进行评审，对各地上报的国家卫生乡镇（县城）复审结果进行抽查，国家卫生乡镇（县城）考核命名每3年为1个周期。周期内每年进行申报、评审，第三年第四季度集中社会公示和命名。

二　鄂尔多斯市各旗区创建成果

鄂尔多斯市创建国家卫生县城和乡镇工作开展较早，时间较长。2006 年，伊金霍洛旗率先在内蒙古自治区第一个创成"国家卫生县城"。2012 年，在鄂尔多斯市被正式命名为"国家卫生城市"后，市委、市政府审时度势提出了全市所有旗区和部分条件较好的乡镇都要创建国家卫生县城和乡镇。2013 年 12 月，经过各旗区党委、政府高度重视，不懈奋斗，乌审旗、准格尔旗、鄂托克前旗、鄂托克旗被命名为"国家卫生县城"；鄂托克前旗上海庙镇率先在内蒙古自治区被命名为"国家卫生镇"。2017 年，达拉特旗被命名为"国家卫生县城"。2020 年，杭锦旗被命名为"国家卫生县城"；2020 年，东胜区铜川镇、东胜区罕台镇、准格尔旗龙口镇、准格尔旗暖水乡、伊金霍洛旗伊金霍洛镇、乌审旗图克镇、鄂托克旗蒙西镇、鄂托克前旗城川镇 8 个乡镇被命名为"国家卫生乡镇"。截至 2021 年底，鄂尔多斯市在全区率先实现了国家卫生县城全覆盖，国家卫生乡镇达 9 个，新一轮申报 11 个，到 2023 年底，国家卫生乡镇创成率将达 45%。下一步，鄂尔多斯市爱卫办在创建国家卫生乡镇上要集中发力，力争到"十四五"末，国家卫生乡镇创成率达 80% 以上，为健康城市健康村镇建设筑基。

三　"国家卫生县城"创建实践

(一)　伊金霍洛旗创建"国家卫生县城"概况

伊金霍洛旗于 2006 年创建成"国家卫生县城"，成为内蒙古自治区第一个国家卫生县城，实现了鄂尔多斯市"国家卫生县城"零突破。多年来，伊金霍洛旗坚持以人民为中心的发展思想，认真落实国家、自治区、鄂尔多斯市卫生健康工作的总体要求和伊金霍洛旗旗委、政府对"健康伊金霍洛"建设的具体要求，聚力争政策、抓项目、提能力、优服务、强管理，为全力推进爱国卫生健康事业提质增效。

1. 为民"创卫"，全民"创卫"

伊金霍洛旗以为民"创卫"为核心理念，以造福社会、惠及民生为"创卫"的出发点和落脚点。在获得"国家卫生县城"的荣誉后，对照国家标准不断改进。广大群众干部身体力行，分头负责，驻地单位划片承包环境卫生，组织机关干部职工落实保洁责任，强化责任意识。机关工委、工青妇、文民办、老干局等组织了各类创建志愿者活动，单位、社区广泛动员机关干部、中小学生、社区居民参与"'创卫'突击队""小手牵大手、'创卫'同参与"等活动。进一步落实各机关、企事业单位每周卫生日制度。围绕城镇环境卫生问题，积极协调部门与镇、居委会之间协作关系，开展城乡环境专项整治，重点整治城乡接合部、城中村、汽车站、公路、铁路沿线，清理暴露垃圾、污水、白色污染、城市牛皮癣。"创卫"成为人们茶余饭后谈论和关注的话题，形成了全民"创卫"的大好局面。

2. 立体"创卫"，科学"创卫"

为激发广大群众"创卫"意识，伊金霍洛旗在广播、电视、报纸、网络等新闻媒体上开设了专题、专栏，对"创卫"工作进行立体化、滚动式、全方位的宣传报道，表扬先进、鞭挞后进。在城市进出口和市区醒目位置设立大型"创卫"广告牌和宣传栏，在各类公共场所悬挂宣传条幅，在所有公交和出租车上张贴宣传标语。积极组织开展健康学校、健康家庭、健康社区等系列活动。例如组织了社区"创卫"集中活动、专场文艺演出，设置了"创卫"文化墙，制作了大型固定宣传标语和流动标语。制作发放条幅、海报、传单、挂历、台历、手册等宣传品，调动了广大基层群众参与支持"创卫"的积极性。

在创建国家卫生县城的过程中，伊金霍洛旗把准助攻方向，突出工作重点，对发现和存在的问题，尤其是拆迁工地管理、城郊接合部环境卫生整治、环卫设施设置等8个方面的问题，集中精力，狠下功夫，力争不折不扣整治到位。同时举一反三，查漏补缺，力求不留盲点和死角，千方百计提高考核复查的得分率和达标率。要把住龙头，攻坚克难，强势推进"老大难"问题在较短时间内整改到位，推动城市面貌扮靓出新。

3. 服务"创卫"，品质"创卫"

2006年以来，伊金霍洛旗以提高人的素质为出发点，广泛开展了各项健康教育活动，推进了群众健康素养整体水平的提升。督促医疗机构充实了健康教育资料，新增加了大型健康教育宣传栏；排查了中小学健康教育课程设置和教学计划实施情况，组织开展了中小学健康教育主题实践活动；在社区开展居民保健知识普及；组织了"五小行业""创卫"与行业管理知识培训；积极开展公共场所控烟；在社区利用电教、课堂、会议、传单等形式开展居民健康教育，积极倡导科学健康、文明卫生的生活方式。

（二）乌审旗创建"国家卫生县城"概况

乌审旗爱国卫生工作以巩固国家级卫生县城为有效载体，以创建全国县级文明城市为契机，坚持政府领导、部门协作、群众动手、社会参与原则，扎实提升人民群众文明卫生素质，提高城乡居民健康水平，进一步提升人民群众文明卫生素质，提高城乡居民健康水平，促进经济社会协调发展。乌审旗于2013年成功创建"国家卫生县城"。

1. 上下齐心，紧盯"创卫"

为强有力的推进"创卫"工作，乌审旗成立了创建"国家卫生县城"指挥部，由旗委书记担任总指挥，政府旗长担任副总指挥，指挥部下设办公室及9个专项工作组，及时出台创建工作实施方案等一系列重要文件。同时通过积极宣传、引导，激发广大群众投身"创卫"实践、建设美好家园的热情。乌审旗形成了全旗上下人人支持"创卫"、参与"创卫"的良好氛围。总之，乌审旗采取各种行之有效的形式和方法，多渠道、多层次开展宣传活动，积极鼓励各种"创卫"实践，让社会各界主动融入"创卫"活动的主流，掀起轰轰烈烈的"创卫"大潮。

2. 突破难点，精准"创卫"

第一，在认真总结工作实践经验的基础上，确保每个环节"创卫"档案不空洞、不走样和有价值。"创卫"期间，乌审旗各苏木乡镇、各成员部门的"创卫"档案全部实现了高标准、规范化管理。

第二，基础设施建设是"创卫"的重要指标和先决条件，也是创建工作中需要投入最多、困难最大的一项内容。乌审旗根据"先易后难、先急后缓"的工作思路，集中有限的财力，狠抓创建工作的薄弱环节，切实搞好城镇基础建设。紧紧围绕城镇核心区建设总体规划，以旧城改造为重点，加大城镇基础设施和公共卫生设施建设力度，集中力量重点建设一批城镇基础设施示范点，把薄弱环节打造成为新亮点。

3. 加强保障，全力"创卫"

乌审旗旗委、政府始终把"创卫"工作纳入重要的工作日程，写入全委会报告和政府工作报告，党政齐抓共管。"创卫"指挥部定期召开专题会议，集中研究事关"创卫"大局的重大问题，及时总结、分析、部署阶段性"创卫"工作任务，研究解决存在的问题。各县级责任领导主动担负责任，深入所负责的领域进行督查检查，亲临一线，靠前指挥，帮助牵头单位解决疑难问题，确保"创卫"工作全线绿灯。同时确保人员、经费和物资落实到位。

（三）准格尔旗创建"国家卫生县城"概况

准格尔旗于 2007 年获得"自治区级卫生县城"称号，在此基础上乘势而上，扎实开展国家卫生县城创建工作，并于 2012 年通过调研暗访、技术评估和考核鉴定，2013 年通过了社会公示。2013 年 12 月，全国爱卫会正式命名准格尔旗为"国家卫生县城"。

1. 领导重视，制度健全

在"创卫"工作启动之初，准格尔旗旗委、政府就明确提出要以坚强的领导、健全的机构和坚定的决心来保证"创卫"工作顺利开展。成立了以旗长任总指挥，四大班子有关领导为副总指挥，各苏木乡镇、街道和旗级有关部门主要领导为成员的"创卫"指挥部。旗委、政府领导率先垂范，亲力亲为，经常深入基层和"创卫"一线调研检查，现场办公解决重点、难点问题。在"创卫"过程中，准格尔旗在总结近几年"创卫"工作的基础上，结合已有的城市管理有关法规制度，制定"创卫"长效管理制度，并督促各部门严格执行。此外，还结合"创卫"工作实际情况，制定出台了一系列"创卫"整治规范性文件和标准。确保了"创卫"工作始终沿着科学化、规范化、长效化的道路稳步推进。在总结经验，不断完善有关"创卫"制度的同时，还积极创新"创卫"工作方法和机制，以方法和机制创新推动"创卫"工作持续深入开展。

2. 明确任务，加大投入

"创卫"工作内容涵盖广泛、指标繁多，不是一个部门和单位能够独立完成的。所以，认真研究国家卫生县城标准、合理划分任务，明确各部门和单位的职责就成了"创卫"工作的一项基础性工作，只有明确了职责、任务，各部门和单位才能各司其职，发挥所长，认真做好承担的工作。与此同时，还要注意整合力量，采取多方联动的方式进行综合整治。各乡镇、街道、部门都能密切配合，齐抓共管，形成整治合力。避免了"创卫"工作中单打独斗的现象，极大地提高了"创卫"整治工作效率。在"创卫"过程中，准格尔旗政府每年投入大量资金用于城镇基础设施和环卫设施建设，有效改变了城镇基础设施薄弱、环卫设施标准低和数量不足的状况。

3. 人人参与，全民"创卫"

"创卫"是一项全民参与的活动。只有深入宣传和广泛动员群众，积极教育和引导广大人民群众不断增强文明卫生意识，自觉改变生活陋习，投身到"创卫"工作中来，才能保证"创卫"工作收到预期的效果。为此，准格尔旗始终把做好宣传教育工作作为一项基础性工作常抓不懈。采取多种形式开展"创卫"宣传。激发了广大人民群众积极投身"创卫"的热情。通过广泛而深入的宣传发动工作，大大增强了全社会和广大人民群众参与"创卫"工作的积极性和主动性，形成了全民"创卫"、人人参与的浓厚氛围。"创卫"的目的更是为了提高广大人民群众的生活质量。正是基于此认识，准格尔旗始终坚持"创卫"为民、"创卫"惠民的指导思想，始终将群众满意、群众需要作为根本出发点和落脚点，真正将一些关系民生的问题作为"创卫"工作的重中之重，全力予以解决。同时，广大人民群众的文明卫生意识明显提高，健康生活方式正在逐步形成。

（四）鄂托克前旗创建"国家卫生县城"概况

2010 年以来，鄂托克前旗以建设幸福美丽鄂前旗为主线，坚持政府主导、部门协作、群众参与、依法治理、科学指导的原则，大力推进卫生城市创建工作，组织开展城乡环境卫生整治行动，加强病媒生物防制，进一步提高人民群众文明卫生素质，通过坚持不懈地努力，于2013 年 12 月被全国爱卫会正式命名为"国家卫生县城"。

1. 持续保有"国家卫生城市"荣誉

大力开展卫生创建，坚持以创促建，通过不断完善创建工作机制，维护和巩固卫生城市创建成果，使"幸福美丽鄂前旗"建设不断上升到新的高度，使国家卫生城市的金字招牌历久弥新。鄂托克前旗自2011年开始创建国家卫生城市，到2013年创建成功，目前已连续两届蝉联国家卫生城市，已先后创建成国家卫生镇3个，国家卫生镇创建率达到75%，自治区卫生村实现全覆盖。

2. 切实改善城乡环境卫生

将整洁行动作为改善城乡环境卫生、提高群众生活质量的重要抓手，紧密围绕行动目标，建设完善环境卫生基础设施，联合市爱卫会相关成员单位开展联合整治，形成各司其职、齐抓共管的工作格局，鄂托克前旗成功实现村庄综合整治率达到100%、农村卫生厕所普及率达89%、垃圾无害化处理率达98.4%。

3. 扎实开展病媒生物防制

结合新时期工作重点的转变，探索建立符合鄂托克前旗实际的病媒生物防制工作体制，改变病媒生物防制政府包办模式。始终坚持以环境治理为主，药物防制为辅的综合防制措施，采取专业消杀服务的市场运作模式，有效控制"四害"密度。其中，鼠疫密度控制水平达到国家C级标准。

（五）鄂托克旗创建"国家卫生县城"概况

2007年，鄂托克旗乌兰镇通过"自治区级卫生县城"复审，2011年提出创建国家卫生县城的攻坚目标，并以此为优化发展环境、提高各项竞争力的切入点，以全力巩固国家卫生城市创建成果和落实国家卫生城市长效工作机制为工作重点，开展"爱国卫生月"活动，开展病媒生物防制，全面推进爱国卫生事业的健康发展。于2013年12月被全国爱卫办命名为"国家卫生县城"。

1. 广泛宣传，提高居民健康素养水平

鄂托克旗开展全民健康教育宣传活动118场次，发放宣传资料90706份，在"健康鄂托克"电视栏目播放健康知识10次。3家公立医院门诊大厅电子屏滚动播放科学就医健康教育核心信息等宣传内容制造宣传声势。通过大型义诊活动宣传科学就医的重要性，引导群众树立预防为主的健康理念，合理利用医疗卫生资源。2020年鄂托克旗居民健康素养水平已达到21%，2021年健康素养调查问卷已全部入户完毕，数据正在统计中。

2. 进一步做好控烟的干预工作

高度重视进一步健全完善工作机制。为确保鄂托克旗控烟活动正常开展和顺利进行，旗爱卫办成立了控烟领导小组，制定方案、组织实施，进一步完善控烟制度，并责成不定期的巡查、检查，全面负责控烟行动专项工作。

采用多种方式，加大宣传。充分利用微信、广播、义诊、鄂托克发布会发放控烟倡议书等多种形式宣传控烟健康教育。各苏木镇、机关、社区、医院、学校在"爱国卫生月""世界无烟日"开展了抽烟有害健康的宣传活动 10 次，发放宣传资料 11230 余份，通过宣传活动使群众、干部对吸烟的危害有了更深的认识。

成立首诊询问抽烟史制度。为了增强控烟工作效果，鄂托克旗在三家公立医院戒烟门诊成立了首诊询问抽烟史制度，询问服务对象或门诊患者是不是抽烟、抽烟烟龄、每日抽烟量等情形，并向其发放控烟处方、控烟宣传材料，为抽烟者提供控烟宣传和戒烟咨询指导，同时做好戒烟指导记录工作。通过在戒烟门诊开展实施首诊询问抽烟史制度工作，不仅提高了医院医务人员控烟的知识水平和工作能力，而且增强了控烟宣传工作力度，扩大控烟宣传范围，增强了控烟工作取得的效果。创建 2021 年无烟机关、企事业单位，严格按照考核标准进行考核验收，年底命名"全旗无烟单位"50 个。

3. 开展环境卫生整治，做好除"四害"工作

开展集中整治，打造清洁健康家园。各单位各部门针对生活环境脏乱差现象，精心组织、整体推动，以"爱卫月"活动持续推动城乡环境卫生整洁行动，彻底清除城镇卫生死角。截至目前清理镇区垃圾16712.76 吨、农村牧区垃圾 2504.62 吨。

结合春夏季病媒生物防制特点和当地实际，开展病媒生物监测工作，出动监测次数 11 次，出动人员 7 人，获得有效"四害"密度数据。同时，坚持以环境治理为主，动员群众参与"除四害"活动，为群众普及病媒生物和媒介传染病防治知识，发放病媒生物宣传材料8200 余份，宣传海报 2000 余份，鼠药 45200 斤，设立毒饵站 8710 个。有效提高群众防御能力。

（六）达拉特旗创建"国家卫生县城"概况

达拉特旗始终把卫生与健康作为助推全旗经济社会发展的重要载体，不断自我加压，勇于开拓创新。近年来，达拉特旗以"改善市容环境、增强卫生意识"为突破口，按照"硬件抓项目，软件抓管理，整体上水平"的工作思路，精心部署，夯实责任，齐抓共管，全旗城乡人居环境卫生得到了很大改善，人民生命安全和身体健康也得到了保障，全旗爱国卫生工作卓有成效，经过不断努力于2017年创成"国家卫生县城"。

1. 加强爱国卫生组织建设，层层落实爱国卫生责任制

达拉特旗旗委、政府高度重视全旗爱国卫生工作，每年召开爱国卫生专门会议研究部署，并将爱国卫生工作纳入全旗议事日程。成立了由旗政府主要领导任主任，分管领导为副主任的爱国卫生运动委员会，组织、协调全旗爱国卫生工作。全旗各单位也均成立了爱国卫生领导小组，有专兼职工作人员，形成了旗镇村三级爱卫网络体系，为全旗爱国卫生工作稳步开展奠定了基础。

2. 广泛宣传，积极动员，全面开展环境卫生综合整治活动

一是利用宣传栏、宣传板报、微信公众平台等方式广泛宣传，调动力量，营造氛围，开展大规模的爱国卫生活动。二是各苏木镇、街道发动党员、广大干部群众开展清洁家园行动，组织清除居民小区卫生死角、打扫楼道卫生、清除楼道堆物等活动。2020年达拉特旗通过政府门户网站、广播电视、微信微博等新闻媒介滚动播放重大传染病防控常识宣传片，在农村牧区、人员密集场所采取现场宣讲、发放宣传画册等方式，切实增强广大群众对重大传染病及鼠疫防范意识，形成群防群治的良好氛围。截至目前，共发放各类健康宣传资料10万余份，微信平台推送的《鼠疫知识宣传早知道》《鼠疫可防可控》《鼠疫防控提醒》等文章阅读人次达20多万，开展健康教育宣讲活动105次，开展小型义诊活动56场次，有效提高了广大居民的健康素养，为年底该旗健康素养水平达到自治区水平奠定了基础。2021年3月达拉特旗启动了爱国卫生运动暨城乡环境卫生整治攻坚行动。截至目前，达拉特旗共有75个机关企事业单位的党员干部参与了全旗环境卫生整治工作，共出动3000余人对达拉特旗城区内的环境卫生、高速道路两侧环境卫生、

黄河流域环境卫生进行了集中整治行动，共清理垃圾 30 余吨。通过整治，全旗环境卫生明显改善，群众卫生意识得到了进一步提高。

3. 全面开展春季"灭鼠、灭蟑"为重点的病媒生物防制活动

春季是"除四害"的关键时期，全旗各苏木镇、街道根据自身特点，广泛宣传科学"灭鼠、灭蟑"除害防病知识。按照环境治理为主、药物消杀为辅，标本兼治的原则与统一时间、统一药物和统一投放的要求，开展全旗春季灭鼠工作。2020 年以来旗财政累计调拨 300 万元专项用于鼠疫防控工作，旗疾控中心累计支出 100 多万元，用于采购消杀药品、鼠疫防护用品和样品采集检测仪器等设备，及时充实应急库物资，为鼠疫防控提供物资和经费保障。2020 年共投放鼠药 4900 斤、发放毒饵盒 6700 盒、粘鼠板 13000 块，通过集中"灭鼠"行动有效地降低了全旗鼠密度，巩固了全旗鼠疫防控的工作成效。

（七）杭锦旗创建"国家卫生县城"概况

杭锦旗认真贯彻落实市、旗两级爱国卫生工作会议精神，紧紧围绕爱国卫生工作目标管理任务，大力开展爱国卫生运动，狠抓病媒生物防制工作，进一步巩固发展国家卫生城市创建成果，推进城乡环境卫生整治行动稳步实施，各项工作取得了新的成绩，并于 2020 年成功创成"国家卫生县城"。

1. 积极开展"爱国卫生月"活动

积极开展"爱国卫生月"启动会。一是组织全旗医疗机构深入社区、机关单位、学校、企业、农牧区开展了 50 余场健康巡讲活动，通过悬挂横幅、摆放宣传栏、设置健康咨询台、免费义诊、发放宣传资料、发放宣传手册等方式，大力宣传了健康素养 66 条知识。二是累计发放爱卫宣传资料 10000 余份，宣传手册 4000 余份，环保袋、宣传扑克、宣传笔各 2000 多份，免费义诊 1500 余人，接待咨询人员 2800 余人。三是在旗电视台播放健康公益广告、健康预防知识，各机关单位、社区、医疗机构、车站、商场、酒店等公共场所利用宣传栏、电子屏、LED 显示屏滚动"爱卫月"宣传标语，苏木镇、管委会、嘎查村利用本辖区主流媒体大力宣传贯彻除"四害"相关知识、生活垃圾分类知识以及养成良好卫生习惯的重要性等内容。通过形式多样的"爱卫月"

宣传，提高了广大城乡居民参与"爱卫月"活动的主动性和自觉性，形成了杭锦旗全旗上下齐参与"爱卫月"的良好局面。

2. 深入开展健康教育宣传活动

广泛开展健康教育宣传活动，强化广大群众的健康意识，通过进学校、进社区、进企业、进医院等共开展 50 场健康教育讲座，近 1000 人参加了讲座。开展居民健康素养监测工作。按照市级要求，完成健康素养入户 300 户，2021 年居民健康素养水平达到 21%。

3. 积极组织开展"灭四害"工作

继续强化落实以"保护人群"为主的综合防控措施，共踏查 6200 平方公里，其中人工踏查 5180 平方公里，通过无人机踏查 1020 平方公里。积极开展灭鼠、灭蚤工作，保护性灭鼠面积 0.89 平方公里（22 户），共投放烟雾炮 4.2 吨，投放家屋灭鼠药 80 公斤，发放灭蚤药 220 袋。发放宣传折页 65000 份，张贴宣传画 1000 张，发放鼠防干预包 2000 个。大力开展人群聚居地区的保护性灭鼠、灭蚤工作，为镇区投放 200 公斤灭鼠药，安放毒饵盒 600 个，粘鼠板 500 块。

四　"国家卫生乡镇"创建实践

（一）鄂托克前旗上海庙镇创建"国家卫生乡镇"概况

上海庙镇提出创建"国家卫生镇"以来，在上级爱卫组织的安排部署下，按照"以人为本、富民惠民、构建和谐"的总体要求，坚持"统一原则、整合资源、政府推动、分工负责、分类推进"的原则，实行"主要领导挂项目，责任单位抓落实，相关部门协调配合"的运行机制，积极开展创建国家卫生镇活动。于 2013 年被评为"国家卫生镇"，也是全自治区第一个成功创建的国家卫生镇。

1. 加强组织领导构建齐抓共管的工作格局

加强领导，成立机构。成立了以上海庙经济开发区管委会主任为总指挥，上海庙经济开发区暨上海庙镇相关领导班子成员为副总指挥的创建国家卫生镇指挥部，指挥部下设 6 个专项工作小组，协助指导开展创建国家卫生镇工作。调整和充实了爱国卫生运动委员会，巩固健全了组织，爱卫会全面负责"创卫"工作的组织实施和协调督导。按照统一要求，各驻园企业、驻镇单位也建立了相应的领导小组和办事机构，强化了对"创卫"工作的领导。精心组织，统筹协调。

2. 宣传造势，营造全民参与的浓厚氛围

全区域分层、分领域采取了多种宣传形式，迅速掀起了"创卫"热潮。一是及时制定了宣传工作方案，层层分解宣传任务，细化落实宣传责任。二是积极联系新闻媒体单位将宣传报道常态化进行，通过充分发挥舆论的引导作用，扩大社会影响力。三是通过在建成区主要进出口张贴固定宣传标语，散发宣传单、召开座谈会等方式，多层次、全方位的宣传国家卫生镇创建标准和重要意义。在创建的过程中，累计发放宣传册5000余本、宣传单2万份、悬挂横幅150条。四是利用"爱国卫生月"活动和"世界无烟日"宣传活动积极开展"创卫"宣传。通过开展形式多样的宣传活动，极大地提高了群众对"创卫"的知晓率、参与率和满意率，营造了浓厚的"创卫"氛围。

3. 整体联动，开展"创卫"专项整治活动

一是按照领导有力、执行有力、督查有力、考核有力的要求，专项成立了"创卫"工作督查领导小组，制定相应的政策措施，全面开展集中整治，做到一周一督查、一月一考核、一季一反馈。二是科学合理的规划流动商贩指定经营点1处，要求流动商贩在指定时间、指定地点进行合法经营。三是对镇区小区、道路两侧、城乡接合处环境秩序和卫生进行重点整治。在创建的过程中，共查处占道经营摊点180个、占道堆放98处，违章悬挂物45条，清理卫生死角37处，治理流动摊贩78人次，纠正车辆乱停乱放210余次。四是抽调50名"创卫"志愿者经常性的深入街头、社区参与纠正不文明行为。

4. 强化管理，巩固"创卫"成效

为深入持久开展镇容环境卫生管理工作，努力巩固和提高"创卫"成效，建立健全了镇容环境卫生管理、群众宣传发动、监督管理等长效机制。同时为防止环境"脏、乱、差"现象反弹，城管、爱卫办实行定点管理，把工作责任落实到具体路段的责任人。对因建筑垃圾、生活垃圾乱堆乱放形成卫生死角的情况进行摸底梳理，制定切实可行的整治措施和长效管理办法。

（二）鄂尔多斯市其他乡镇创建"国家卫生乡镇"概况

在巩固国家卫生城市和创建国家卫生旗区、乡镇的基础上，鄂尔多斯市继续积极组织开展自治区、市两级卫生乡镇（苏木）、村（嘎查）创建活动，制定出台各类评价标准体系，并配套考核命名和监督管理办法，把分类指导和培养典型作为推进创建工作的重要手段。截至 2021 年底，鄂尔多斯市已实现自治区卫生乡镇（苏木）全覆盖；国家卫生乡镇达 9 个，分别是鄂托克前旗上海庙镇、东胜区铜川镇、东胜区罕台镇、准格尔旗龙口镇、准格尔旗暖水乡、伊金霍洛旗伊金霍洛镇、乌审旗图克镇、鄂托克旗蒙西镇、鄂托克前旗城川镇，国家卫生乡镇创成率达 20%。

2021 年 3 月，在召开的鄂尔多斯市爱国卫生工作暨国家卫生城市复审迎检电视电话会议上，东胜区铜川镇、罕台镇荣获"国家卫生乡镇"表彰授牌、泊江海子镇荣获"自治区级卫生乡镇"表彰授牌。

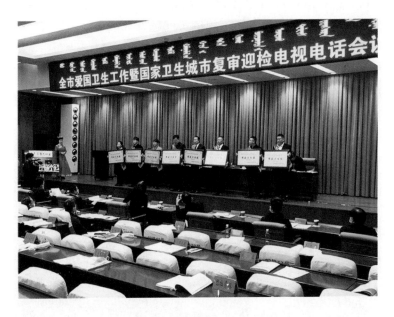

图 6-1　鄂尔多斯市爱国卫生工作暨国家卫生城市复审迎检电视电话会议

2021 年 11 月份，为确保顺利通过 2021 年自治区卫生乡镇检查验收，根据自治区对各地卫生乡镇创建的相关要求，鄂尔多斯市爱卫办对各旗区创建自治区卫生乡镇工作进行验收评估。

11月12日，鄂尔多斯市爱卫办对伊金霍洛旗红庆河镇、扎萨克镇就创建自治区卫生乡镇开展专项督查。

督查组一行先后深入红庆河镇、扎萨克镇的商业中心、农贸批发市场、菜市场、理发馆、宾馆等"五小行业"进行现场督查。重点检查各乡镇的垃圾收集站、转运站等环卫设施是否符合城镇环境卫生设施实施标准要求。到扎萨克镇重点查看了镇区的生活污水集中处理设施，查看了旅馆、美容美发厅、宾馆等场所内外环境是否整洁、消毒设施是否完备。从督查情况看，各责任单位按照各自的职责分工积极行动，在镇容环境卫生整治、农贸市场管理、迎检氛围营造等方面取得明显成效。但仍存在部分个体商户门前"五包"落实不到位，乱堆乱放；商业广场门前垃圾堆放时间较长、清理不及时；部分饭店卫生环境较差、碗筷消毒不到位；农贸市场占道经营、从业人员服装不统一，卫生状况较差、熟食和生肉摊位密封隔离不规范等问题。

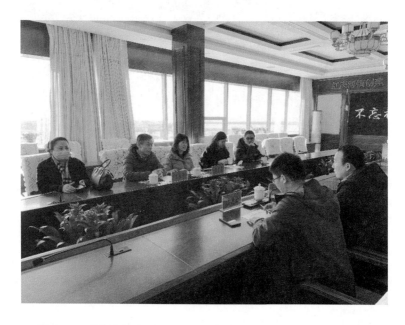

图6-2　鄂尔多斯市爱卫办对伊金霍洛旗红庆河镇开展专项督查

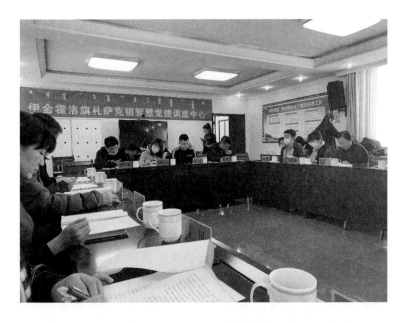

图 6 - 3　鄂尔多斯市爱卫办对伊金霍洛旗札萨克镇开展专项督查

针对检查中发现的问题，检查组现场办公，对每一处问题都提出了明确的整改意见，并联合下发了《自治区卫生乡镇复审迎检督查整改通知单》，要求限期对督查中发现的问题进行整改。

检查组要求，伊金霍洛旗申报创建的乡镇要立即行动起来，对照自治区卫生乡镇标准和自治区整改要求，并结合本次检查整改意见，举一反三，逐项抓好整改落实。确保能够顺利通过自治区卫生乡镇审查，并以此为契机全面提升镇容镇貌，为广大乡镇居民打造一个更加健康、和谐、美丽的生活环境。

11 月 23 日至 29 日，鄂尔多斯市爱卫办到乌审旗、鄂托克前旗、达拉特旗等地各苏木乡镇实地督导检查国家卫生乡村创建工作，对各苏木镇环境卫生进行了全面检查。

检查组以各苏木镇沿线道路和各苏木镇所在地为重点，对田边地头、道路两侧、垃圾填埋场、公共场所等地的环境卫生情况进行了实地查看。

检查组针对病媒生物防制、健康教育、环境卫生、环境保护、食品安全、饮用水安全等指标对标对表、详查核实。对各乡镇的污水处理厂、垃圾转运站、垃圾填埋厂、水厂、"五小行业"以及乡镇主次干道等地，通过听汇报、看现场、问情况等方式，全面了解各创建单位工作开展情况，对创建氛围、健康教育、病媒生物防制、传染病等工作提出建议。

检查组指出坚持卫生乡镇创建工作，以提升人居环境和卫生管理水平为突破口，以提高群众素质和社会文明程度为核心，积极采取有效措施全力推进创建工作已初见成效。就下一步工作，强调各申请创建乡镇地区要高度重视创建工作，各相关部门要各司其职、通力合作，牢固树立"一盘棋"思想，对照《国家卫生乡镇考核评分标准》抓好落实，做到全民参与、人人动手、改善环境卫生质量，不断优化生态与居住环境，全力提升环境卫生整体水平。要充分认识国家卫生乡镇创建工作的紧迫性和重要性，以此次督导为契机，全面提升乡镇环境水平，要进一步加强协调，齐抓共管，要对照标准督促整改到位，以全新的面貌做好迎接国家卫生乡镇创建验收的准备。

鄂尔多斯市在创建国家卫生乡镇，巩固创建国家卫生城市成果中做出十分重要的努力，市委、市政府高度重视，市爱卫办多次深入旗县乡镇，对爱国卫生工作进行指导监督，落实创建爱国卫生乡镇工作。下一步，鄂尔多斯市仍将加强领导，健全卫生管理制度，落实责任管理，推动从环境卫生治理向全面社会健康管理转变，解决好关系人民健康的全局性、长期性问题，不断改善人居环境，加强公共卫生环境基础设施建设，推进城乡环境卫生整洁，推进卫生城镇创建，持续推进健康教育工作，开展健康知识普及，倡导文明健康绿色环保的生活方式，推广文明健康生活习惯，探索推动将健康融入所有政策，把生命周期健康管理理念贯穿城市规划、建设、管理全过程各环节。继续开展"健康城市细胞工程"创建活动，制定与鄂尔多斯市各旗县的健康促进与教育体系建设和发展规划，进一步理顺管理机制，形成统一归口、上下联动的工作格局，为全面开展健康城市、健康促进旗建设奠定基础，为实现"健康鄂尔多斯"而努力奋斗。

表 6 - 1　　鄂尔多斯市关于创建国家卫生城市相关政策文件

序号	政策法规名称	发文年度
1	关于开展创建国家卫生城市工作的决定	2005
2	鄂尔多斯市创建国家卫生城市实施方案	2005
3	鄂尔多斯市爱国卫生"2006—2010"发展规划	2005
4	创建国家卫生城市工作目标细则	2008
5	鄂尔多斯市爱国卫生管理办法	2008
6	健康鄂尔多斯行动计划	2008
7	建立健全国家卫生城市长效管理机制的意见	2013
8	鄂尔多斯市健康鄂尔多斯基础工程建设方案	2015
9	鄂尔多斯市健康服务业"十三五"发展规划	2016
10	鄂尔多斯市 2019 年城乡环境卫生整洁行动方案	2019
11	鄂尔多斯市爱卫办关于进一步加强我市今冬明春爱国卫生工作的通知	2019
12	鄂尔多斯市鼠疫控制应急预案（2020 年版）	2020

第七章 鄂尔多斯市新时代爱国卫生
运动实践与探索

第一节 鄂尔多斯市"爱国卫生月"的实践与探索

一 鄂尔多斯市爱国卫生运动委员会各成员部门爱国卫生工作活动实践概况

全国爱卫会第八次委员会扩大会议提出，从 1989 年起，在开展群众性爱国卫生活动的同时，要建立爱国卫生月制度，并将每年 4 月定为"全国爱国卫生月"。开展这一活动的目的是强化卫生观念，动员和依靠全社会力量，解决社会性卫生问题。同时，通过"爱国卫生月"的活动促进经济性卫生工作的开展，提高群众自我保健和共同改善生存环境的意识。爱国卫生月的具体内容是整顿环境，消灭卫生死角，发动群众对食品卫生和公共场所的卫生进行监督检查；扎扎实实地开展以灭鼠为中心的除"四害"活动；宣传卫生科学知识，引导群众改变不卫生的行为，树立良好的卫生习惯。

多年来，鄂尔多斯市认真贯彻落实党中央精神，认真按照"爱国卫生月活动"方案，结合自身实际情况开展"爱国卫生月"活动。每次紧紧贴合活动主题，扎实推进"爱国卫生月"各项活动，不断丰富"爱国卫生月"活动载体并加强"爱国卫生月"活动组织领导。通过观看条幅展板、发放宣传资料和宣传教育物品、健康义诊等形式，普及健康知识；通过健康教育知识宣讲，发放宣传资料、基本公共卫生服务宣传册、健康控烟和健康素养 66 条宣传折页及控油瓶、控盐勺等各类宣传教育物品，来提高群众参与爱国卫生运动的积极性。

（一）市场监督管理局

严格落实上级爱国卫生工作相关文件要求，将爱国卫生运动与市场监管工作实际相结合，牢守"四大安全"底线，聚焦民生关切、服务发展大局。

一是加强食品安全整治，保障群众饮食安全。加强校园食品安全监管，提升食品安全管理水平。推进"五化""4D"（整理到位、责任到位、培训到位、执行到位）等先进管理模式，提升学校食堂食品安全水平。康巴什区现有学校食堂43家，A级食堂23家，B级食堂20家，100%达到良好以上；实施明厨亮灶43家，明厨亮灶率100%；所有学校食堂全部实现"五化管理"，建成"4D厨房"20家，占学校食堂总数的46.5%。强力推进餐饮服务食品安全示范店创建活动。着力抓好康巴升区食品安全示范店的创建工作，2021年评选出康巴什区第十一幼儿园、贺福记、金鼎九宫涮坊等15家餐饮服务单位为"市级餐饮服务食品安全示范店"。

二是全力做好文明餐桌、公筷公勺、禁止餐饮浪费工作。首先利用LED电子屏、发放宣传资料、餐桌设置文明就餐提示牌等形式大力宣传文明餐桌、禁止餐饮浪费。其次联合市局开展以"厉行勤俭节约　反对铺张浪费"为主题的宣传教育活动，倡导消费者文明就餐、分餐分食、吃多少点多少、勤俭节约不浪费，践行"光盘行动"；推行公筷公勺、共建文明餐桌；在菜单上主动标示菜肴分量，提供小份菜，引导理性消费；提供环保餐盒，倡导剩菜打包，维护绿色餐饮。累计张贴发放文明餐桌宣传海报等宣传材料800余份，摆放文明餐桌、"光盘行动"宣传桌牌300多个。

三是开展农贸市场环境整治。进一步营造卫生有序、诚信经营、放心消费的市场环境。我局对全区农贸市场进行集中整治，重点对市场内经营户店外经营、流动摊占道、市场及周边乱堆乱放行为进行专项检查。检查共计出动执法人员162人次，执法车辆62台次，检查市场内经营主体100余户，为广大消费者营造了一个干净、整洁的生活、经营环境。

（二）住房和城乡建设局

积极开展爱国卫生运动，各项工作取得了较好成效。

第一，强化物业行业监督管理。一是按照"行业管理、专人负责、层层推进"的工作原则，强化住宅小区创建文明城市工作责任到人，在全区范围开展住宅小区物业服务创城专项检查行动，加强对物业企业的监督指导，督促小区物业抓好环境保洁、氛围营造、小区秩序、绿地养护、内业管理等各项工作，促使物业服务企业努力提高服务质量，着力提升居民满意度。同时，组织全区物业服务企业召开创城动员部署大会，对照测评标准要求，明确任务，压实责任，确保住宅小区创城工作扎实有序推进。二是积极组织党员进小区开展创城志愿服务活动3次，捐赠分类垃圾桶8个，维修破损外立面、道路等累计投入5万元，整治私拉电线、飞线充电23处，小区乱停车、自行车摆放不整齐等100余次，占用消防通道18次，整改垃圾桶盖未盖68次，公共区域乱堆乱放共整改36处，楼道内乱停非机动车25处，清理楼顶外立面垃圾1处。三是通过"捡烟头换鸡蛋"活动，充分调动小区居民参与创城的积极性，营造浓厚的创城氛围；开展应急抢修维修，对部分物业企业、包联单位无法修缮而影响创城评分的外立面破损开展应急维修。

第二，提高建筑工地环境卫生水平。建筑工地作为一座城市的"窗口"，可以折射出一座城市的文明程度。在创城工作中，住建局积极作为，加强建筑工地管理，提升安全文明施工水平，为我区文明城市创建工作增辉添彩。一是开展围挡公益广告专项治理。按照创城相关要求对围挡公益广告进行专项治理，要求各工地设置公益广告，展示核心价值观、文明城市创建等内容，营造出浓厚的城市文化氛围。二是严格建筑工地文明施工管理。明确要求各建筑企业在施工过程中，对照创城标准，真正做到安全、文明施工。针对施工道路保洁不到位、扬尘防治措施落实不到位等问题进行了专项治理。三是加强建筑工地疫情防控工作。对各建筑工地全部实行封闭式管理，明确干部专人包联建筑工地。对人员流动、防疫物资储备、工人疫苗接种、人员健康、环境消杀、食材采购等方面进行动态监测，确保各建筑工地疫情防控安全有序。同时，为各建筑工地送去灭鼠消毒药品等"鼠疫"防控物资。

第三，齐抓共管，局机关"创卫"工作成效显著。为确保局机关"创卫"工作扎实、有效开展，住房和城乡建设局从抓班子、建机制入手，加强机关卫生管理工作，重点注意以下几方面的工作。一是强化措施，改善机关卫生环境。住房和城乡建设局通过爱国卫生月、周末卫生日、义务劳动等活动的开展，组织职工对办公区进行彻底打扫，加强日常卫生保洁力度，建立健全卫生管理制度，通过日打扫、周检查的形式加大卫生检查力度，提高职工的爱卫积极性，使干部职工的环境文明意识和道德素质显著提高，卫生健康意识不断加强，机关的环境卫生进一步改善，共同参与全区"创卫"活动，实现机关管理规范化、科学化、制度化，提升整体卫生水平。二是积极行动，抓好控烟工作。结合"世界无烟日"宣传活动，认真贯彻《公共场所禁止吸烟规定》，认真开展了无烟办公室、无烟会议室、无烟机关创建活动，使干部职工积极参与控烟活动。

（三）鄂尔多斯衡水实验中学

为使爱国卫生运动工作有序开展，切实加强师生健康教育、增强师生文明卫生意识、提高师生健康知识水平、创造良好的校园环境，积极开展爱国卫生月活动，以进一步保障师生身心健康，更好地营造卫生、舒适、整洁、优美的校园环境，促进学校教育事业稳定和谐发展。

一是健全组织，加强领导。学校成立了由校长为组长的爱国卫生领导组，具体部署和实施爱国卫生月系列活动，做到校长全局抓，分管领导具体抓，分管人员认真抓，分工明确，责任到人，目标一致，互相协调，分工不分家，上下一盘棋，确保爱国卫生月活动的有序开展。

二是加强宣传，提高认识。为了使爱国卫生活动人人皆知，班喻户晓。学校加大了活动的宣传力度，通过宣传橱窗、校园广播、悬挂横幅、张贴大幅标语、各班主办宣传板报、校内网络平台、召开不同受众人群的爱国卫生会议、国旗下讲话等渠道大力宣传爱国卫生工作的重要性和必要性，多渠道宣传，使全体师生及工作人员认识到开展爱国卫生活动与个人、学校、家庭、社会息息相关，营造养成文明健康行为的良好氛围，提高了全体学生及教职工防范疾病的自我保护意识和能力，促进了科学文明的生活方式和卫生习惯的养成，激发了追求美好生活的热情，营造了讲卫生光荣，不讲卫生可耻的校园氛围。

三是全方位进行教育，找专人培训，班主任强化。采取健康知识入校园，健康知识进班会的措施，邀请校医面向不同群体开展不同专题的健康知识讲座，如防春季传染病、防鼠疫、疫情防控、食品安全等相关健康知识。面向餐厅工作人员要多渗透食品安全健康知识；面向学生班主任班会课要再进行强化，点对点、面对面深入教育指导，每次活动结束后向同学收集健康感想及宣言，将书写工整和有质量的精心挑选出来张贴在班级文艺栏，使学校的爱国卫生活动得到了大力宣传，老师们也积极在课堂灌输爱护环境的思想，从而引领着学生们走向健康的生活方式。

四是听指挥统一行动，全区域覆盖，人员全出动。认真组织发动学生和全体师生对学校办公场所、实验室、教室、校园、宿舍等卫生环境进行大扫除，提前制定标准，提前进行分工，老师带学生，团员领学生，保证人人有事干，事事都干好。如对卫生责任区绿地杂草、垃圾、纸屑、树枝等进行集中清理；学校有计划地定期开展校园环境卫生整治活动、定时进行校园全面消毒，使卫生健康知识人人熟知，让防疫深入人心。以学生宿舍环境为重点，人人动手，从自己的个人卫生、宿舍卫生做起，积极参与到学校的爱国卫生活动中，并就学校规范文明卫生行为、自觉爱护维护校园环境卫生及其设施等方面的管理规范进行积极倡导和响应。

五是各部门协调配合，追踪要到位，考核要跟上。建立卫生死角管理制度，划分责任区，落实部门、班级责任。将各部门、班级卫生、保洁责任落实情况和工作效果纳入部门、班级、教师工作考核内容，纳入"优胜班级""优秀备课组""优秀办公位""优秀保洁员"创建内容，着力形成长效机制。学校日常卫生检查要形成制度，以确保工作实效。要定期开展校园环境卫生大检查活动，以查促改，以查促治。班级内要开展学生个人卫生检查评比活动，将学生的文明卫生行为习惯纳入学生综合素质评价范畴。

六是禁烟行动抓起来，各处室联动机制，关键点重点突查，人人都是德育专家，时时都有管理意识，做到检查反馈评比一条线。鄂尔多斯衡水实验中学全面贯彻实施《教育部关于在全国各级各类学校禁烟有关事项的通知》，加大宣传力度，完善禁烟措施，要在校门口显眼处设立"无烟校园"或禁烟标志，大力倡导校园内禁烟，全面开展无烟校园创建活动。学校各处室、年级主任、班主任、级部干事及全体教职工，在日常管理过程中要有管理发现意识，在学生有可能吸烟的时间点多走动、多发现、多联动，多去管理盲区，发现抽烟学生及时制止、及时向有关部门反馈并做好思想教育工作。

七是党员干部带起来，发挥先锋模范作用，团结引领，全力以赴。成立了以党委书记为组长，全体党员教师、全体团员师生为成员的小组，党员联系群众、党员关联团员，全面开展学校各个区域卫生清扫工作，一扫、一捡、一扔，处处有党员，事事真践行，发挥党员、团员先锋作用，展现良好的党员干部风貌与强大的团队力量，让人都看得见、让人都学得到、让人都动起来，掀起一股全校爱国卫生运动浪潮。

八是餐厅环境净起来，科学化精准施策，尽全力保障安全，人人都尽责，事事有要求，时时有监督。餐厅工作人员在上班时间，必须穿戴白色工作服、工作帽和口罩，要保持干净、整洁，员工要做到"四勤"；采购人员采购各种食品时，严格把好食品质量关，要保证食品的新鲜，进入餐厅的食材要经过酒精的喷洒消毒；各种蔬菜等食品必须先洗后切，保证蔬菜干净卫生；刀具、案板每天必须进行紫外线消毒，厨房各种用品、厨具，用后必须及时清洗干净并热风循环消毒，油烟排风每周清洗一次，下水道每天清洗一次，操作台每餐擦拭清理干净，冰柜内存放食物要打保鲜膜，定期除霜清理冰柜，做好"四防"工作。餐桌饭后必须清洗干净和进行酒精擦拭，地面清理干净并用84消毒液拖洗。餐厅每天进行厨房卫生检查活动，以查促改，以查促治，保证餐厅内外环境的干净整洁。

学校通过"七起来"，全方位、多角度、全覆盖、多渠道的方式开展爱国卫生工作，深化爱卫理念，提高爱卫实效，深入践行爱卫行动，为全体学生及教职工创造了一个整洁、优美的校园环境、学习环境及生活环境，促进身心和谐、健康地成长、生活、工作。

（四）鄂尔多斯广播电视台

近年来，鄂尔多斯广播电视台深入开展新时期爱国卫生运动，推动实现公共卫生设施不断完善，城乡环境面貌全面改善，文明健康、绿色环保的生活方式广泛普及，卫生城镇覆盖率持续提升，健康城市建设深入推进，健康细胞建设广泛开展，爱祖国、讲卫生、树文明、重健康的浓厚文化氛围普遍形成，爱国卫生运动传统深入全民，全方位多层次推进爱国卫生运动的整体联动新格局基本建立，社会健康综合治理能力全面提升。2021 年，围绕我市疫情防控及承接滞留旅客等突发性工作，播发相关融媒体报道 1580 条（期），展现了我市众志成城、攻坚克难的生动实践。利用广播、电视及台属新媒体矩阵累计发布爱国卫生相关新闻 556 条（期）。

一是重点栏目权威发布政府好声音。在蒙汉语广播电视《鄂尔多斯新闻联播》中播出了《医疗互助　撑起职工健康伞》《我市顺利通过国家卫生城市复审》《我市 3 次蝉联国家卫生城市》《重磅！鄂尔多斯将建设国家区域中医医疗中心！》《向市民报告听市民意见请市民评议|鄂尔多斯市卫生健康委员会》等优质新闻稿件 265 条。第一时间权威发布，抢占舆论主战场，传递政府好声音，夯实正确舆论导向。

二是精品栏目高质量常态化做好宣传。将爱国卫生宣传与疫情防控工作深度结合，从人居环境、饮食习惯、社会心理健康、公共卫生设施等多个方面开展工作，推广普及文明健康、绿色环保的生活方式；利用各种宣传形式，引导群众科学防疫，养成文明卫生习惯和健康生活方式。在新闻综合频道《百姓直通车》《直通旗区》栏目播出了《爱耳日：人人享有听力健康》《世界防治结核病日：终结结核流行　自由健康呼吸》《学党史、颂党恩、居民健康行》《世界预防中风日：健康生活　预防中风》《世界肠道日：健康"肠"相伴》《我为群众办实事　爱心义诊送健康》《"医防融合"为全市人民健康保驾护航》《科学防疫　正确佩戴口罩很关键》等节目 92 期。经济服务频道与鄂尔多斯市卫生健康委员会合办《健康鄂尔多斯》栏目，围绕"传播健康知识，倡导科学生活"宗旨，以嘉宾访谈、典型案例展示和知识详解等形式，邀请知名医学专家、行业翘楚对卫生保健、疫情防控、身心健康、特殊群体关爱等知识作权威阐释宣传，全年常态化播出节目 52 期。蒙古语新闻综合频道《科学与生活》《传统医学》《乃满哈那》《相识》和《心灵之旅》等栏目，围绕爱国卫生工作播出了《好心态好生活》《我为健康代言》《"服务群众　助力乡村振兴"　鄂尔多斯市蒙医医院庆祝建党 100 周年义诊活动》等相关节目 15 期，用真诚富有情怀和关爱的内容，贴近百姓生活的朴实语言和互动方式，拉近与听众、观众的距离，走进生活更走进内心，成为百姓每日必不可少的精神文化"大餐"。

三是台属新媒体矩阵多载体同步发力。在鄂尔多斯头条、微信公众号、视频号、鄂尔多斯之声网站、手机台及各部门新媒体账号等台属新媒体矩阵推送了《垃圾污水有去处　农村环境"颜值"高》《全市中医药（蒙医药）大会召开　李理　杜汇良作重要批示》《倡导文明健康生活方式，我们倡议》《全周期全方位守护人民健康》《镜鉴文明丨烟头不落地　社区更美丽》等稿件 132 条，用网友喜欢的新媒体语言，图文、短视频、音视频、动画、H5 等形式多样的新媒体作品引发网友持续关注和点赞好评，有效借助新媒体力量扩大宣传声势，实现点对点精准宣传，全方位营造了爱国卫生运动家喻户晓、人人参与的社会氛围。

在鄂尔多斯市爱国卫生运动委员会成员部门的共同努力下，现在的鄂尔多斯市在巩固国家卫生城市的基础上，全力建设健康城市，全面推进健康城市细胞工程建设工作，为鄂尔多斯市发展增添动力。

二　鄂尔多斯市各旗（区）爱国卫生工作实践概况

（一）东胜区

东胜区高度重视爱国卫生月的开展工作，及时下发通知进行部署，要求各部门以"爱国卫生月"活动为契机，推动全年爱国卫生工作的开展，真正达到"以月促年"的目的，并向市民发放健康知识宣传材料 8000 余份，发放笔、扑克、围裙、环保袋、抽纸等健康知识宣传品各 4000 余份，医疗机构为市民免费进行血压、血糖测量，并解答中老年市民关于春季养生、慢性病等问题，直接受益群众 1000 余人。与此同时，还联合街道办事处开展爱国卫生月的党史学习教育宣传活动，发放宣传册 1000 余份、杀蟑胶饵药品 200 余支、其他宣传品 500 余份，调动了广大群众的积极性和主动性，形成人人动手、人人参与"爱国卫生"运动的良好氛围。

东胜区在爱卫月期间还协调相关部门重点对农贸市场、车站、背街小巷、城乡接合部、老旧居民区等重点部位强化环境卫生集中治理，共出动 15401 人次、3552 车次，清理垃圾 28416 余吨。还通过转发倡议书、集中开展环境卫生整治、爱国卫生宣讲活动及组织"七一杯"爱国卫生知识有奖竞答等一系列活动，进一步改善了城乡环境卫生面貌，提高了群众文明健康素质，营造了人人参与爱国卫生运动的新高潮。

（二）康巴什区

康巴什区为大力弘扬爱国卫生优良传统，倡导文明健康、绿色环保生活方式，认真落实爱国卫生月活动要求，并下发具体活动方案，结合"创卫"复审迎检工作任务，大力开展爱国卫生运动，动员全区广大群众积极参与爱国卫生运动，全面改善城乡人居环境，更好地保障人民生命安全和身体健康。

在爱国卫生月的活动中，康巴什区各部门组织开展了形式多样，群众喜闻乐见的健康教育宣传活动，充分利用海报、公众号、倡议书、公益广告等形式教育广大职工干部和群众养成良好的卫生习惯。动员各成员单位开展守绿护绿行动，全区干部职工对公园绿地内部及周边落叶、白色垃圾进行集中清理；对千亭山等处进行植绿护绿行动；小区物业对死树进行清理并重新种植。动员各成员单位开展环境卫生、市容市貌综合整治行动。在病媒防制方面按照《鄂尔多斯市城镇区灭鼠工作实施方案》要求，4—5 月和 9—10 月在全区范围内开展城区春、秋季集中灭鼠活动。依据各级指导意见和文件精神要求，重点排查毒饵站设置密度、是否固定，标识张贴情况，鼠药投放及记录情况，鼠疫防控知识普及情况。

康巴什区在今后工作的开展中，还将继续努力，创新工作举措，广泛发动群众，动员部门参与，按照上级爱卫会的要求，认真组织开展爱国卫生运动，把康巴什区爱国卫生工作不断引向深入。

（三）达拉特旗

近年来，达拉特旗始终坚持把打造最佳人居环境、普及城乡居民健康素养相关知识作为爱国卫生重点工作积极推进，认真贯彻落实上级各项安排部署，扎实推进各项创建工作，努力改善城乡居民生活环境质量，大力推进全民健康生活方式，形成了"爱国卫生巩固提高，健康城市稳步推进"的良好局面。在此基础上，不断扩大现有成果，深入开展每个爱国卫生月活动，通过健康巡讲等宣传活动，进一步提高了公民健康素养基本知识和技能，有效提升群众文明健康素质，人民健康水平得到了不断提高。

达拉特旗按照自治区爱卫会和卫计委的安排部署和活动方案要求，结合本旗实际，制定下发爱国卫生月活动方案，逐项细化分解爱国卫生月各项工作任务，层层落实责任，形成了政府统筹部署、部门合力推进、社会共同参与的爱卫工作格局，保证了爱国卫生月活动全面、有序、快速推进，并联合街道办事处启动爱国卫生月活动，号召全旗机关干部和广大群众要大力弘扬爱国卫生传统，积极参与到爱国卫生运动中，共同创造一个卫生整洁、环境优美的多彩达拉特。其次，还召开了爱国卫生月推进会，进一步安排部署爱国卫生月健康巡讲工作，并将分配到达拉特旗的100场健康巡讲任务，及时划分到各个医疗卫生单位，要求各医疗卫生单位发挥好巡讲主力军作用，要积极组织专家深入各苏木镇、街道、社区、嘎查村、机关学校开展巡讲活动。同时举办妇幼健康行、关爱女性健康大型义诊活动，并走进各苏木镇、基层卫生院为近500名女性免费进行了"两癌"筛查。在开展实地巡讲的同时，达拉特旗以健康素养66条内容为抓手，有效利用微博、微信公众号平台组织推送宣传品，充分利用会议、宣传栏等形式开展健康教育活动，让健康知识传遍千家万户。

在环境卫生集中整治方面，完善细化农村牧区"四有三配套"管理体制，结合爱国卫生月活动，全旗各苏木镇、街道组织干部职工和居民开展了城乡环境卫生集中整治工作。在整治期间，达拉特旗通过电视、微信等平台向全旗人民发出了环境卫生整治的通告，并号召全旗人民动起手来，共同美化自己的家园。同时广泛动员干部职工全面清除单位卫生死角、积存垃圾，清除墙面、楼道、电线杆和公共设施上"脏乱差"的现象。其次达拉特旗积极组织开展自治区卫生镇、卫生村、卫生户创建活动，该旗现有自治区卫生镇 3 个，自治区卫生村 35 个，自治区卫生单位 4 个。2018 年拟申报 1 个自治区卫生镇，4 个自治区卫生村，5 个自治区卫生单位。

（四）准格尔旗

准格尔旗广泛开展全民爱国卫生运动和城乡人居环境整治，切实改善人居环境，健全完善长效机制，着力打造美丽宜居城乡环境，为全旗经济社会高质量发展夯实基础。在爱国卫生月中多次开展城乡清洁大行动，做实做细环境卫生整治、公厕治理、灭鼠灭蚤和健康教育等各项重点工作，增强做好爱国卫生工作的责任感和紧迫感，通过开展爱国卫生运动进企业、进机关、进社区、进乡村、进学校等各类活动，调动广大群众参与爱国卫生运动的积极性和主动性，全面推进苏木乡镇、街道、嘎查村、社区人居环境整治，不断健全完善城乡管理长效机制，明确职责、突出重点，切实把爱国卫生月各项任务落到实处，全力打造干净整洁、环境优美、规范文明、宜居宜业的城乡人居环境。

准格尔旗以村庄清洁行动、垃圾治理、污水处理和厕所革命为抓手，组织引导广大群众积极参与清"五堆"、除"四害"等环境清洁行动，激发群众自愿参与农村人居环境整治的积极性，切实增强群众获得感、幸福感。针对平房区及城乡接合部、背街小巷、老旧小区等薄弱环节，开展相关措施的环境卫生整治，持续加强生活垃圾收集、清运、处理全过程监管，确保各类生活垃圾日产日清，切实提升城市环境卫生管理水平。

在灭鼠工作方面，准格尔旗加强环境卫生管理执法力度，建立有效的日常巡查监督机制。认真开展鼠密度调查和灭鼠工作，加强对重点地区的灭鼠灭蚤工作，充分发挥群防群控和网格化管理的优势，动员草场、土地承包人、城乡居民等积极参与灭鼠灭蚤工作，筑牢鼠疫防控"三道防线"。两个园区、各苏木乡镇街道、各部门要进一步强化组织领导，压实责任，确保爱卫月活动取得实效。

多年来，准格尔旗广泛宣传传染病防控知识、个人防护指南等，引导群众正确认识疾病、科学自我防护；广泛宣传个人卫生、饮食卫生、环境卫生和厕所卫生等知识，增强群众卫生意识，养成良好习惯，革除不文明、不卫生的陋习，特别是要坚决杜绝食用野生动物的陋习；宣传推广合理膳食知识、科学健身方法，普及宣传烟草危害，传播自尊自信、乐观向上的现代文明理念和心理健康知识，强化"每个人都是自己健康第一责任人"的理念，倡导群众养成文明健康、绿色环保的生活方式。

（五）伊金霍洛旗

伊金霍洛旗旗委、旗政府高度重视爱国卫生月活动，每年政府主要领导、分管领导都要专门听取关于开展爱国卫生月活动的工作汇报，并对如何开展爱国卫生月活动进行安排部署。随后由伊金霍洛旗卫健委根据自身情况明确爱卫月具体活动内容和活动时间，并分解落实到各镇和爱卫成员单位。主要领导亲自抓，分管领导具体抓，伊金霍洛旗使爱卫月各项活动落到了实处。

在开展爱国卫生月宣传的过程中，伊金霍洛旗将统一印制的爱国卫生倡议书、宣传海报派发到各镇、各单位，在居民楼门、农贸市场、村务公开栏、学校、医院、机场、火车站等场所进行张贴和宣传。据统计共开展健康教育和健康科普进机关、进社区、进乡村、进企业、进学校活动 68 次、发放健康素养 66 条 9000 余份、宣传彩页 12000 余份、张贴宣传海报 1500 余张、发放倡议书 13000 余份。

在环境卫生整治方面，一是对农村居民进行宣传教育，引导居民清理门前"五堆"和垃圾，室内进行清理、消毒、通风。二是全旗各单位、学校、农贸市场、菜市场、垃圾处理站、养老院、加油站、扶贫搬迁户、酒店（宾馆）、楼道及人员密集地进行每日消毒。三是各成员单位、各镇对市场、商场等人员聚集场所及背街小巷、广场、城区主干道、河道、城乡接合部等环境卫生薄弱地带进行了环境卫生集中清理整治；全旗累计出动人员 13865 人次，清理垃圾 42 万余吨，出动车辆 5450 台次，出动挖掘机、铲车等机械 910 多台次。四是规范集贸市场卫生秩序管理，杜绝野生动物售卖，保洁人员每天对市场地面进行清扫保洁，电台、电视台及伊金霍洛微信公众号等每日发布相关信息、动态，积极营造爱卫月活动的浓厚氛围。五是加强全旗垃圾清运工作力度，进一步规范清运标准，实行车走底盘净，营造无污染的良好收运环境，每日生活垃圾及时外运，防止垃圾堆积产生二次污染。六是开展病媒生物防制工作，其间累计为各镇、各镇辖区内社区、企事业单位、物业单位发放鼠药 1200 余公斤、粘鼠板 1000 块、蟑螂药 2000 余克，补放毒饵站 450 个。

（六）乌审旗

为深入贯彻习近平总书记关于以疫情防治为切入点加强乡村人居环境整治和公共卫生体系建设的重要论述精神，巩固疫情防控工作成果，为全面打赢新冠肺炎疫情阻击战奠定坚实基础，乌审旗爱卫办结合自身实际，积极开展"爱国卫生月"活动，深入开展爱国卫生宣传活动，动员全旗开展城乡环境卫生整洁行动，进一步改善了全旗城乡环境卫生面貌，提高全民健康文明素养，更好地巩固了"国家卫生县城"创建成果，有效预防和控制了春季传染病的发生，使全旗人民身体健康得到了保护。

乌审旗及时下发"爱国卫生月"活动方案通知，要求各单位、各部门高度重视爱国卫生月活动，切实加强领导，做好各项组织管理工作。各驻镇单位、嘎查村、社区按照旗爱卫会下发文件的要求，结合自身实际，对各自辖区开展"爱国卫生月"活动进行周密部署和精心组织，并积极报送开展活动总结及活动信息。各地区、各部门结合本单位的工作实际，切实加强对"爱国卫生月"活动的领导，认真制定实施方案，精心组织，周密部署，确保活动扎实有效开展。各苏木镇积极组织干部对镇区、村委会周边环境卫生进行清理，主要针对公路沿线、镇村主干道及集贸市场周边、城乡结合部、居民区环境卫生，沿街水渠水沟内的杂物清理，道路两侧的杂草清理，建筑工地周围环境卫生整治。旗直各单位动员全体干部职工对本单位的卫生死角、垃圾池周围、办公环境、公共场所等进行全面环境卫生清理。嘎鲁图镇区无害化公厕普及率达到 100%。在公园、广场、街道新植灌木、乔木等约 20 万平方米。

城镇执法方面，清理"三乱小广告"765 条；清理户外广告牌匾 39 块；违章停车贴单处理 500 起；累计拆除新增各类私搭乱建行为 590 平方米，消除存量违法建设 8 处，面积约 12000 余平方米。在镇区建设方面，清理旧城区污水管线 15 公里、检查井 203 个，清理雨水管线 10 公里、检查井 5 个、排洪渠修涵洞 1 座，维修雨水检查井 2 个、污水管线 14 米，更换雨水、污水井盖 25 套。在食品安全方面，进一步强化集贸市场、农贸市场、便民市场、小餐饮店、小作坊、流动摊贩的整治、管理和消毒。加强场内通风，清除卫生死角，合理划行归市。强化卫生基础设施的保洁消毒，规范关键部位环节防鼠防蝇设施，严格监管海鲜、活禽售卖，严禁野生动物及其制品的销售，严禁采购、销售不符合动物检疫规定或不符合食品安全标准的禽畜肉及其加工制品，消灭病毒传染源，切断传播途径。

在开展健康教育宣传活动方面，乌审旗各苏木镇、各部门结合爱卫月主题，充分利用 LED 电子显示屏、微信平台、专栏、板报、会议、宣传等形式组织开展了形式多样、群众喜闻乐见的爱国卫生和健康教育宣传活动，积极宣传爱国卫生运动历史、弘扬爱国卫生运动精神、宣传新时期爱国卫生运动的重要意义和重点任务，通过开展"小手拉大手"等活动，广泛宣传传染病防控知识、个人防护指南等，引导群众正确认识疾病、科学自我防护，用科学的方法缓解焦虑、紧张等不良情绪。广泛宣传个人卫生、饮食卫生、环境卫生和厕所卫生等知识，增强群众卫生意识，养成良好习惯，革除不文明、不卫生的陋习，特别是要坚决杜绝食用野生动物的陋习。宣传推广合理膳食知识、科学健身方法，普及宣传烟草危害，传播自尊自信、乐观向上的现代文明理念和心理健康知识，强化"每个人都是自己健康第一责任人"的理念，倡导群众养成文明健康、绿色环保的生活方式。

乌审旗以"爱国卫生月"活动为契机，采取全面发动与集中治理、重点突击与长效管理、宣传教育与示范带动相结合的方式，以人民群众健康为宗旨，以改善城乡环境卫生为契机，搞好发动宣传，全面提升全旗卫生质量，共同营造了干净、整洁、卫生、优美、健康的城乡环境。

（七）杭锦旗

杭锦旗爱卫办高度重视"爱国卫生月"活动，及时部署，精心安排，成立领导小组，制定并下发方案，广泛动员，全民参与，积极倡导健康理念。一是杭锦旗爱卫办动员全旗各单位、部门开展了健康知识学习活动，让健康知识深入每个人的日常工作生活中。二是杭锦旗卫健委组织各医疗单位开展了健康巡讲活动，全旗医疗机构深入社区、机关单位、学校、企业、农牧区开展了50余场健康巡讲活动，通过悬挂横幅、摆放宣传栏、设置健康咨询台、免费义诊、发放宣传资料、发放宣传手册等方式，大力宣传了健康素养66条知识。累计发放爱卫宣传资料10000余份，宣传手册4000余份，环保袋、宣传扑克、宣传笔各2000多份，免费义诊1500余人，接待咨询人员2800余人。三是旗电视台播放健康公益广告、健康预防知识，各机关单位、社区、医疗机构、车站、商场、酒店等公共场所利用宣传栏、电子屏、LED显示屏滚动爱卫月宣传标语，苏木镇、管委会、嘎查村利用本辖区主流媒体大力宣传贯彻了除"四害"相关知识、生活垃圾分类知识以及养成良好卫生习惯的重要性等内容。通过形式多样的爱卫月宣传，提高了广大城乡居民参与"爱卫月"活动的主动性和自觉性，形成了全旗上下齐参与"爱卫月"的良好局面。

在开展环境整治行动中，杭锦旗对锡尼镇地区按照"单位负责、全民参与"的原则，继续实行卫生责任区划分制度，保证责任落实到位，实行每周五清扫制度，同时落实门前"五包"责任制，确保镇区环境卫生长期保持清洁，为居民提供干净、舒适的生活环境。杭锦旗爱卫办定期协调全旗各单位、各部门对自己的卫生责任区进行清扫，并与两办督查室、实绩办等相关部门组成督察组进行不定期督查，督查中发现问题督促相关单位及时进行整改。

通过爱国卫生月活动的开展，杭锦旗城乡卫生面貌得到了明显改观，广大群众健康水平得到提高，为杭锦旗巩固卫生城镇工作奠定了坚实的基础。

(八) 鄂托克旗

按照鄂托克旗爱卫办相关工作要求，鄂托克旗结合实际情况，认真贯彻落实每一个爱国卫生月活动方案，把爱国卫生工作、健康教育工作提上重要日程常抓不懈，明确职责、落实责任，形成了同心协力、齐抓共管的爱国卫生工作局面。

鄂托克旗成立了专门的爱国卫生月活动领导小组，并结合鄂托克旗实际，制定并印发爱国卫生月活动方案，明确工作职责，落实到责任人，形成了主要领导全面负责，各成员单位之间密切配合，共同抓好爱国卫生月工作落实的工作格局。

在开展爱国卫生月活动的过程中，鄂托克旗结合实际情况，在乌兰宫会展中心利用电子大屏、微信、微博、发放资料等形式，积极宣传爱国卫生运动相关内容，科普低碳出行、文明餐桌、垃圾分类、禁烟控烟、鼠疫防控知识，引导全体干部职工增强爱国卫生、公共环境保护、卫生健康及社会公德意识，倡导文明、健康、向上的生活习惯和生活方式。与此同时，积极开展控烟工作。认真贯彻《鄂托克旗创建无烟单位工作实施方案》，在各办公室及主要公共场所张贴禁烟标志，严格落实办公区无烟制度，达到办公室内无烟味、烟蒂；积极开展节水、节能等低碳环保行动，宣传节水、节能理念，在电源开关和用水器具附近张贴节水和节电标识，提醒使用人随手关灯、关水龙头，要求全体干部职工下班时关闭电脑、打印机、电子大屏等用电设备，通过实际行动真正将低碳环保内化于心、外化于行。2021年4月，鄂托克旗新时代生态环境建设志愿服务大队的志愿者们在乌兰镇安睦隆社区的竹涛甫园小区、百眼井小区和六居委居民区持续开展了"我为群众办实事——美化人居环境"志愿服务活动，志愿者认真清理了巷道和死角的垃圾，捡拾绿化带里的烟头和纸屑，同时联合社区工作人员一同入户劝导部分居民自觉保持环境整洁，倡导文明生活方式，树立绿色环保理念。

（九）鄂托克前旗

多年来，鄂托克前旗以爱国卫生月活动为契机，坚持部门协作、人人参与，创新宣传手段、加大宣传力度，积极倡导共建共享的健康理念，活动取得阶段性成效。通过现场宣读和发放倡议书、设置义诊台、悬挂横幅、发放传折页及精美宣传品等形式，广泛宣传爱国卫生运动意义，大力弘扬爱国卫生运动精神，引导全旗人民形成卫生、文明、健康的生活习惯，营造清洁有序的生活环境。同时广泛发动媒体宣传力量，电台、电视台及"前卫天使"等各镇、各部门微信公众号每日发布相关信息、动态，积极营造爱国卫生防控疫情的浓厚氛围。

在环境卫生整治方面，一是各单位组织干部职工深入卫生责任区，与小区居民共同开展环境卫生大清扫主题活动，清理卫生死角，美化卫生环境。提高了广大居民环境保护意识，营造了干净、整洁、优美、健康的居民生活环境。二是结合疫情防控摸排工作，对农村居民进行宣传教育，引导居民清理门前"五堆"和垃圾，室内进行清理、消毒、通风。三是全旗各小区由各物业公司实施市场化保洁服务，小区内垃圾及时清运，楼道内每日定时消毒。四是全旗各镇共出动环卫车298辆，对城区主要道路垃圾、浮土、卫生死角每日全面清理。五是公厕管理员、保洁员严格按照"六无、四净、二通"的标准巡回保洁。六是规范集贸市场卫生秩序管理，杜绝野生动物售卖，保洁人员每天对市场地面进行清扫保洁、消毒，清除生活垃圾，确保垃圾不落地，及时外运无积存。七是加强全旗垃圾清运工作力度，进一步规范清运标准，实行车走底盘净，营造无污染的良好收运环境，每日生活垃圾及时外运，防止垃圾堆积产生二次污染。

通过系列活动的开展，鄂托克前旗广大居民卫生健康意识得到了极大的提升，城镇环境卫生面貌得到了明显的改善。

第二节　鄂尔多斯市"健康促进月"的实践与探索

健康促进是指运用行政的或组织的手段，广泛协调社会各大部门以及社会、家庭和个人，使其履行各自对健康的责任，共同维护和促进健康的一种行动和战略。健康促进是为保护和促进健康而开展的政府倡导、跨部门合作和人人参与的社会行动，包括促进有益于健康的政策出台，促进健康支持性环境的创建，促进健康技能的普及，倡导健康行为和生活方式。内蒙古自治区为进一步推动健康城市建设，提高人民群众健康素养，将每年11月份定为健康促进月，在这期间各盟市可以根据自身情况开展相关健康活动。

2018年是第二个健康促进月，鄂尔多斯市先后开展三场主题讲座。11月7日，鄂尔多斯市爱国卫生运动委员会特邀请鄂尔多斯市健康城市专家委员会专家李大旭同志赴鄂托克旗对"HiAP—将健康融入所有政策"进行专题讲解。李博士讲解了从"HiAP—将健康融入所有政策"的概念到在创建健康促进旗县中如何推行这项工作，再到全民健康管理的实际健康技能，使参会人员更加深刻、更加全面理解了"将健康融入所有政策"的意义与内涵，为鄂托克旗健康政策制定、推动自治区健康促进旗建设奠定了坚实的理论基础，为人人共建共享指明方向。11月22日，为在全市各级机关和企事业单位全面普及健康知识，进一步提升干部职工的自我保健意识，倡导健康的生活方式，鄂尔多斯市健康城市工作委员会办公室围绕各级机关、企事业单位，深入开展"将健康融入所有政策"系列讲座，鄂尔多斯市爱国卫生运动委员会邀请市中医院母相聪副主任医师，在市水务局举办了以"健康把握在自己手中"为主题的健康巡讲咨询活动。母相聪副主任围绕健康养生之道和养生误区两个方面的内容作了详细的讲解，并在讲解过程中运用丰富的图片、详尽的数字、生动的视频，使讲解内容更加生动、更容易理解，使人们深刻认识到健康养生之道的重要性。同时，通过案例分析和现场提问的方式，积极引导大家更新观念、改变行为，培养健康的生活方式和理念，从而走出健康养生的误区，引起了强烈反响，赢得了一致好评。同日，鄂尔多斯市爱国卫生运动委员会还邀请市中医院鲁文明主任医师在市农牧业局举办"将健康融入所有政策"主题宣讲活动，为农牧业局全体干部职工讲解"四季养生"知识。鲁主任从中医学的角度详细讲解了春、夏、秋、冬四季人体的自然运行规律和养生智慧，使干部职工全面了解合理起居饮食和日常锻炼的重要性，以及调整脏腑器官的方式方法，以此来达到阴阳平衡、强身健体、远离疾病困扰、延年益寿的目的。同时，鲁主任针对机关干部职工因长期久坐或者坐姿不良，导致出现的一些颈肩腰腿痛，专门介绍了相应的推拿按摩相关知识，进一步提高干部职工的自我保健意识，自觉养成良好的生活习惯，深受广大机关干部职工的认可和好评。

在全区第三个健康促进月活动中，鄂尔多斯市以健康素养66条为主要内容，结合健康促进旗县和健康促进场所创建工作，持续推动全市健康促进与健康教育工作，不断提升全市居民健康素养水平。11月21日在准格尔旗举办了全市健康促进月启动仪式。"一周两月"活动期间，全市各级部门以多种形式开展主题为"青少年控烟""慢性病合理用药""中医养生""鼠疫防控"等健康宣传活动共计2100场。鄂尔多斯市爱国卫生运动委员会围绕"健康素养66条""合理膳食""控烟""病媒生物防制""鼠疫相关知识"等主题，制作并印发各种海报、折页、小册子等多种宣传品共计18万份。与此同时，鄂尔多斯市爱国卫生运动委员会走进伊金霍洛旗扎萨克社区，深入开展"第三个健康促进月"健康知识专题讲座，将健康知识带到基层老百姓身边，不仅让居民了解自己的身体情况，还增强他们的健康意识，更直接的让社区参与者了解自身健康状况及影响健康的主要危害，做到无病早预防，有病早发现、早治疗，切实提高了大家的防病意识。鄂尔多斯市爱国卫生运动委员会邀请了自治区第二批老蒙医药中医药专家学术经验继承人、中医副主任医师母相聪为居民宣讲，母大夫从小儿养生、女性养生、老年人养生三个方面给社区居民进行了详细的讲解，并科学地介绍了中医养生之道，在宣传健康的同时，也宣传了中医精神。

第四个"健康促进月"，鄂尔多斯市在康巴什区双驹广场举办"创建无烟示范单位，助力健康城市建设——健康鄂尔多斯无烟示范单位创建暨健康促进月启动仪式"。启动仪式上，康巴什区人民政府副区长刘淳芳宣读活动倡议书；市委宣传部副部长、文明办主任杨雨龙宣读22家无烟示范单位创建名单；市教体局和市蒙医医院两个示范单位的代表作表态发言；市卫生健康委主任、市爱卫办主任王凯作重要讲话；市人民政府副市长于仁杰宣布活动正式启动。活动现场，通过设置控烟宣传展架、发放控烟宣传资料和宣传教育物品、开展控烟咨询和健康义诊等形式，对干部职工和市民群众开展控烟宣传教育，发放各类控烟宣传教育资料和控烟宣传品3000余份。

无烟单位创建是一项系统工程，需要各部门、各领域协调各方、加强合作，需要政府、社会、家庭、个人共同努力。各创建单位积极践行"大卫生""大健康"发展理念，把两大行动放在全局思考，立足整体推进，放眼长远建设。与此同时，加强宣传引导，广泛普及传播控烟知识、戒烟方法与技巧，做到形式上有创新，收效上有亮点，活动上有突破。要按照科学化、精细化、标准化的要求，对照创建无烟单位标准，建立健全检查考核工作机制，狠抓工作落实，确保控烟行动和健康促进月活动各项措施落实、落细、落地。

鄂尔多斯市各级单位将以此次活动为契机，积极开展形式多样的控烟宣传活动，进一步深化社会公众对烟草危害的认识，宣传健康教育知识、普及健康生活方式，持续深入推进无烟机关建设工作，努力营造无烟、清洁、文明的工作环境，为打造健康鄂尔多斯做出新的、更大的贡献。

在第四个"健康促进月"中，鄂尔多斯市爱国卫生运动委员会还组织了健康教育巡讲，专家母相聪副主任医师走进鄂尔多斯市委，为市委领导干部开展健康知识讲座活动。医师通过对理论和案例深入浅出的讲解，使学员更深层次地理解了自身健康与个人相关行为的重要关系。本次讲座有效引导广大干部职工树立健康理念、建立正确健康观，养成良好生活习惯、形成有利于健康的生活方式，从而以饱满的精神和健康的体魄投入日常生活工作中。

2021年11月是鄂尔多斯市第五个"健康促进月"，为了深入推进"健康促进月"活动，让健康促进更加贴近广大群众，鄂尔多斯市爱国卫生运动委员会积极推进健康促进月系列活动，各旗区积极响应。

11月10日，鄂托克前旗召开爱国卫生与健康促进暨召开了创建工作部署会。会议传达学习了自治区健康促进现场会精神，关于纪念爱国卫生运动65周年表彰大会及爱国卫生创建、健康促进试点、慢性病示范区建设现场会精神，解读了慢性病示范旗建设工作方案，通报了自治区国家卫生县城长效机制复核情况及近期督查情况，并部署了爱国卫生与健康促进工作。准格尔旗、达拉特旗相继召开了健康促进及慢性病示范区创建工作推进会。与此同时，鄂尔多斯市爱国卫生运动委员会向全市人民发起倡议，内容如下。

第一，追求健康，把投资健康作为最大的回报，将"我行动、我健康、我快乐"作为行动标准。

第二，改变不良的生活习惯，不吸烟、不酗酒、不酒后驾车、不随地吐痰、不乱丢纸屑、公共场所不喧哗，保持公共秩序，礼貌谦让，塑造良好、向上的公民形象。

第三，合理搭配膳食结构，规律用餐，保持营养均衡，维持健康体重。

第四，加强运动，适度力量，不拘形式，贵在坚持。

第五，保持良好的心理状态，自信乐观，喜怒有度，静心处事，诚信待人。

第六，营造绿色家园，创造整洁、宁静、美好、健康的生活环境。

第七，以科学的态度和精神，传播科学的健康知识，反对、抵制不科学和伪科学信息。

第八，科学就医。选择适宜、适度的医疗卫生服务，有效防止疾病，维护健康。定期健康体检，做到早发现，早诊断，早治疗。

第九，安全用药。遵循能不用就不用，能少用就不多用；能口服不肌注，能肌注不输液的原则。

第十，大力倡导"每个人是自己健康的第一责任人"理念。

健康是人的基本权利，是幸福快乐的基础，是国家文明的标志，是社会和谐的象征。每次健康促进月都倡导广大民众追求健康的人格、健康的心态、健壮的体魄，追求全面发展，拥有幸福生活。也为全面提高居民健康素养水平，形成全社会人人关心、人人参与、人人促进健康的良好局面。

第三节　鄂尔多斯市"爱国卫生宣传周"的实践与探索

2020年6月第三周是全区第4个爱国卫生宣传周，活动前印发了《鄂尔多斯市爱国卫生运动委员会关于印发第3个爱国卫生宣传周活动方案的通知》（鄂爱卫发〔2019〕6号），动员全市上下紧紧围绕"全民参与爱国卫生，共同迈向全面小康"活动主题，深入开展爱国卫生宣传周活动，营造人人参与爱国卫生运动的新高潮。为此，鄂尔多斯市围绕"科学防疫有我，爱卫健康同行"这一主题，在康巴什婚礼文化园开展了爱国卫生宣传周启动仪式。活动由市卫生健康委主办，康巴什区卫生健康委承办，市、区两级爱卫办及康巴什区部分爱卫会成员单位、街道办事处干部职工和市民群众近400人参加本次活动。

仪式上，市卫生健康委副主任高峰宣读了全区第4个爱国卫生宣传周活动倡议书，与会领导共同点亮启动球，并为群众代表送上了健康包，旨在大力弘扬爱国卫生优良传统，进一步巩固鼠疫、新冠肺炎疫情防控和卫生创建成效，推进全市爱国卫生和健康知识普及工作，积极培育文明健康、绿色环保的生活方式，提高广大群众的卫生健康意识和自我防护能力，形成人人参与、人人健康、人人动手、人人受益的良好氛围。

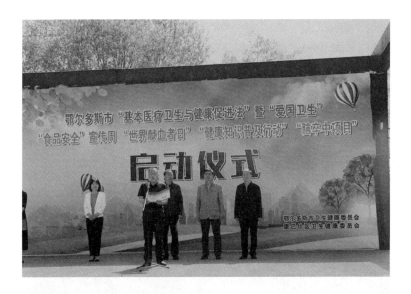

图 7-1　第四个鄂尔多斯市爱国卫生宣传周项目启动仪式（1）

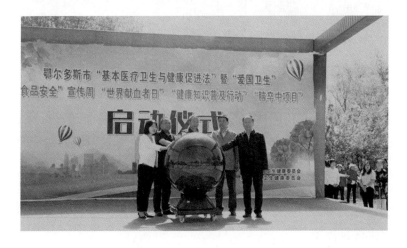

图 7-2　第四个鄂尔多斯市爱国卫生宣传周项目启动仪式（2）

　　活动现场通过摆设宣传台、拉主题横幅、设宣传展板、开展义诊、健步走及发放宣传资料、宣传产品的形式向广大居民介绍了爱国卫生宣传周的主要活动、新冠肺炎疫情防控和病媒生物防制相关知识，共发放爱国卫生宣传周活动倡议书、健康素养 66 条及各类病媒生物防制资料 3000 余份，发放印有健康知识的环保购物袋、纸巾盒等宣传产品 500 余件。

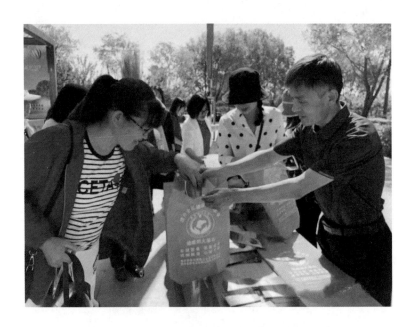

图 7-3 第四个鄂尔多斯市爱国卫生宣传周项目启动仪式（3）

此次爱国卫生宣传周活动得到了群众的广泛支持，通过此次宣传，进一步提高了居民群众的卫生健康意识，也为全市爱国卫生宣传周活动拉开了帷幕。各旗区爱卫会在宣传周期间通过现场宣传、微信、报纸等形式向群众发出了爱国卫生倡议书，倡导广大群众从自己做起，从身边做起，以主人翁的身份参与到爱国卫生宣传周活动中，努力继承和发扬爱国卫生优良传统。

在"爱国卫生宣传周"期间，鄂尔多斯市爱国卫生运动委员会还发布倡议书，动员全市人民积极参与到爱国卫生运动当中来，提高广大群众健康素养水平，培养卫生健康自我防护能力，积极培育文明健康、绿色环保的生活方式，为弘扬爱国卫生优良传统贡献鄂尔多斯力量。

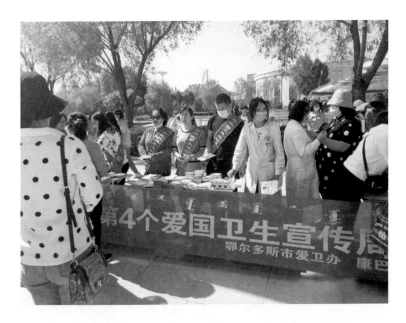

图 7 - 4　第四个鄂尔多斯市爱国卫生宣传周项目启动仪式（4）

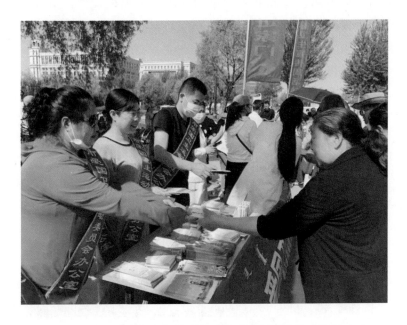

图 7 - 5　第四个鄂尔多斯市爱国卫生宣传周项目启动仪式（5）

鄂尔多斯市爱国卫生运动委员会倡议大家做到以下几点。

参加一次爱国卫生知识竞赛。广大群众通过报纸、微信答题的形式，参与自治区爱卫办举办的"小康杯"爱国卫生知识竞赛，掌握爱国卫生运动、健康内蒙古行动、健康鄂尔多斯行动、鼠疫和新冠肺炎疫情等重点传染病防控的科学知识，提高个人防护意识和能力、文明健康绿色环保生活方式和党史知识，提升参与爱国卫生运动的积极性。

参与一次爱国卫生宣传活动。广大群众要通过微信、微博等多种形式积极转发，从自己做起，从身边做起，让更多的人参与到爱国卫生宣传周活动中来。广大群众要积极参与各旗区开展的爱国卫生宣传活动，提高自身健康素养水平。

接收一张爱国卫生知识宣传单。通过宣传单，了解爱国卫生运动、健康内蒙古、健康鄂尔多斯行动、鼠疫和新冠肺炎疫情等重点传染病防控知识、文明健康绿色环保生活方式、党史知识，从自己做起，从身边做起，以主人翁的身份参与到爱国卫生活动中，为巩固疫情防控成果继续贡献自己的力量，努力继承和发扬爱国卫生优良传统，培育文明健康、绿色环保的生活方式。

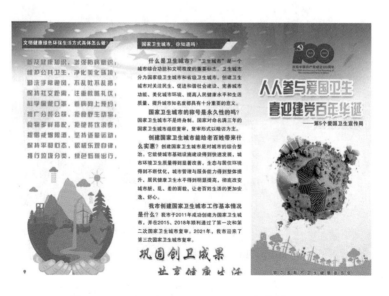

图 7-6 鄂尔多斯市爱国卫生知识宣传单（1）

开展一次"搬家式"卫生大扫除。清扫室外室内垃圾，清洁工作生活环境。清理室外环境积存垃圾、污水、杂物废弃物，确保室外路面净、道沿墙根净、下水口净、绿化带及树根净，无烟头纸屑及果皮壳、无痰迹、无污物积水、无暴露垃圾、无砖块砂石、无废弃堆积物；室内窗明几净、物放有序、一尘不染，整洁漂亮。空气清新无异味、物品摆放整齐不杂乱、门窗洁净无浮尘、墙壁整洁不乱涂乱挂、地面干净无污渍。城镇在人员聚集场所、居民区清理垃圾杂物，消除保洁盲区；农村牧区清理房前屋后、牲畜棚圈，彻底清除卫生死角，确保室外无暴露垃圾、无污水横流和乱堆乱放现象。自觉维护环卫设施、践行垃圾分类、加快垃圾转运、加强垃圾收运处置，改善人居环境。

参加一次文明健康绿色环保宣讲实践活动。聆听一次文明健康绿色环保宣讲，投身"绿色出行""绿色办公""光盘行动""垃圾分类""健康长跑"等活动，自觉践行绿色生活，倡导低碳、循环、可持续的生产生活方式，形成人人动手、人人参与爱国卫生运动的良好氛围。

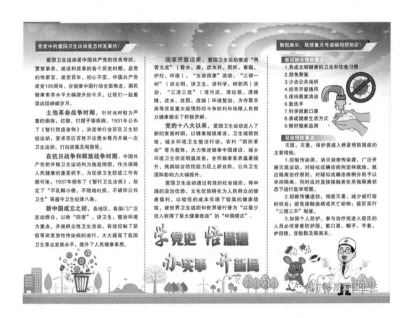

图7-7　鄂尔多斯市爱国卫生知识宣传单（2）

开展一次以灭鼠为主的除"四害"活动。农村牧区院落周边内外封堵鼠洞，放置灭鼠设施，做好家屋灭鼠。城乡居民主动对家庭、单位、公共场所"四害"活动频繁的墙角、下水道、垃圾桶、阴沟等进行集中投放消杀，清除废旧杂物，清理卫生死角，翻盆倒罐、清除积水、填堵鼠洞、抹平缝隙，科学消杀鼠蟑蚊蝇，最大限度清除鼠蟑蚊蝇等病媒生物滋生环境，除害防病确保群众健康。

疫情防控，人人有责，卫生创建，人人参与，环境整洁，人人受益。鄂尔多斯市爱国卫生运动委员会多次印发倡议书，对全市市民开展动员，让市民一起行动起来，积极投身到爱国卫生运动中去，切切实实做好自己健康的第一责任人，聚力同心、群防群控，共建共享卫生健康家园。

第四节　"健康鄂尔多斯大讲堂" 实施开展实践

"健康鄂尔多斯大讲堂"是由鄂尔多斯市卫生健康委员会主管牵头，鄂尔多斯市爱国卫生运动委员会具体负责，在鄂尔多斯市全市范围内开展的一项服务于广大市民的公益活动，活动邀请各类健康专家围绕健康知识普及、慢病健康管理、健康生活方式培养等内容进行讲解。2018年，市级派出健康专家深入九个旗区巡讲共计10次，受益人群2000余人。全年举办各类巡讲共计2610场，制作发放合理膳食宣传海报、折页、健康素养66条等宣传品80多万份。2019年，鄂尔多斯市爱国卫生运动委员会派出健康专家深入九个旗区巡讲共计15次，受益人群3000余人。制作发放合理膳食宣传海报、折页、健康素养66条、鼠疫防治宣传折页等各类宣传品18万份。同时，全市健康教育与促进实现了"五进"重点场所（进机关、进企业、进学校、进乡村、进社区），提高了广大群众对"健康素养66条"的知晓率，确保了"健康素养66条"等健康知识传遍家家户户。

2019年，鄂尔多斯市爱国卫生运动委员会多次开展"健康鄂尔多斯大讲堂"，走进社区，走进校园，走进企业，将健康知识带到每个老百姓身边，受到广泛好评。5月23日，鄂尔多斯市爱国卫生运动委员会联合伊金霍洛旗人民政府在王府路社区举办"健康鄂尔多斯大讲堂走进伊金霍洛旗—领导干部健康知识专题讲座"。伊旗直属机关事业单位共计300余人参加了讲座。此次讲座由云南黄家医圈传承人、主任医师、中央军委保健委员会会诊专家黄传贵主讲，讲座内容有很强的现实针对性和指导性，是指导大家加强自我保健，开启健康之门的"金钥匙"。

8月21日，由鄂尔多斯市爱国卫生运动委员会联合东胜区健康教育所共同组织的"健康鄂尔多斯大讲堂——饮食与健康"专题讲座在天骄街道办事处安达社区举办。鄂尔多斯市中医医院母相聪副主任医师应邀做讲座，150余名市民现场聆听了讲座。讲座中，母相聪副主任医师从什么是健康、人类健康的四大基石、膳食指南、四季饮食等几个方面进行了系统地阐述，并向大家具体介绍了合理的膳食结构。

11月20日在伊金霍洛旗扎萨克社区开展了第三个"健康促进月"健康知识专题讲座，大约50名社区居民参加了此次讲座。此次，母相聪医师从小儿养生、女性养生、老年人养生三个方面给社区居民进行了详细的讲解。

11月27日在东胜区新建社区开展了第三个"健康促进月"高血压合理用药健康知识专题讲座，大约50名社区居民参加了此次讲座。此次讲座鄂尔多斯市爱国卫生运动委员会邀请了鄂尔多斯市中心医院药剂科副主任医师杨俊丽为居民宣讲，杨主任向在场的居民详细讲解了高血压形成原因，有家族遗传史、平时吃盐比较重、肥胖、吸烟、饮酒都会导致高血压，高血压还可以影响心脏、脑部、肾脏系统疾病，如果血压控制不好，可以引起高血压心脏病、心肌肥厚、脑出血、肾脏疾病等。通过此次讲座，不仅让居民了解了自己的身体情况，还增强了他们的健康意识，更直接的让社区参与者了解了自身健康状况及影响健康的主要危害。

11月30日李大旭博士在乌审旗公安局进行了一场控烟知识专题讲座，来自乌审旗各个机关事业单位的260余名职工参加了此次讲座。此次讲座，李大旭博士多角度、多方面地讲解控烟相关知识，不仅让广大干部职工了解了吸烟的危害，更知晓了如何科学有效地戒烟，提升了戒烟控烟的能力，增强了自我保健意识。

12月6日下午，李大旭博士又走进第九中学，在报告厅为部分师生带来了有关青少年吸烟心理问题的相关讲座。此次讲座围绕青少年吸烟的心理进行了深入的讲解，李大旭博士提出了一些解决青少年吸烟问题的相应措施：首先要加强宣传，形成正确的舆论引导氛围；其次，家庭和学校都要对青少年吸烟行为加强管理。他强调，吸烟会产生很多危害，青少年正处在长身体、长知识和心理快速发育时期，若染上烟瘾，比成人后果更严重，刺激神经，影响学习，希望大家能够拥有良好习惯，远离烟草。

12月13日在鄂尔多斯市准格尔旗迎泽街道湖西社区开展了第三个"健康促进月"高血压合理用药健康知识专题讲座，50余名社区居民参加了此次讲座。

"健康鄂尔多斯大讲堂"是建设"健康城市"的重要工作内容，自2012年鄂尔多斯市创办了以健康教育宣传为主旨的"健康鄂尔多斯大讲堂"以来，已累计举办讲座400余期，受众6万余人。在今后的工作中，鄂尔多斯市将继续坚持"以人为本、健康第一"的工作理念，努力营造健康氛围，大力倡导健康生活，不断培育健康人群，为全市各族人民身体健康做出积极的贡献。

第五节 "健康鄂尔多斯电视栏目" 实施开展实践

自2014年以来，鄂尔多斯市爱国卫生运动委员会与鄂尔多斯广播电视台联合开办了"健康鄂尔多斯"电视专栏，栏目以"关注卫生前沿，打造健康生活，服务市民，服务社会"为原则，是旨在提升人们正确的养生防病知识的电视节目，专栏常年在鄂尔多斯二台经济服务频道播出，每周三次，自播出以来，切实提高了大家的健康意识和卫生防病能力，深受广大市民观众喜爱，现已成为全市普及健康素养知识和技能，提升居民健康素养水平的健康教育宣传主阵地。

一 栏目定位

该栏目是一档周播的电视杂志类栏目。是鄂尔多斯市爱国卫生运动委员会、鄂尔多斯广播电视台倾力打造的一档全方位的健康服务类栏目。栏目以"关注卫生前沿，打造健康生活，建树部门形象，服务大众，服务社会"为宗旨，以专业、权威、健康、休闲为风格，立足全市的医疗卫生事业，向电视观众提供多样化、专业化、个性化的卫生与健康服务，在业内人士与观众之间架起一座交流沟通的桥梁，群众通过观看该栏目，认识和了解党和国家的卫生惠民政策；认识和了解科学的、具有生活指导意义的实用健康信息、健康生活方式和健康的生活理念；认识和了解医疗卫生系统干部职工锐意进取、努力工作，保健康、治病患等鲜为人知的故事。针对广大观众日常生活中涉及的方方面面的健康内容，采取不同形式和视角，应用电视独特的手法，为广大观众提供日常科学生活常识，以提高人们的健康生活情趣、丰富人们的文化生活、改掉人们的陋习，建立科学健康生活理念和生活方式。

二　栏目特色

让健康理念真正深入人心，是"健康鄂尔多斯"的特色；百姓视角和权威性的表达，是"健康鄂尔多斯"成功的关键所在。"健康鄂尔多斯"将成为行业落实工作的助推器，百姓反映心声的信息桥！从宏观事件到微观报道，从卫生政策到直击前沿，健康快乐尽在"健康鄂尔多斯"。

三　栏目设计

"健康鄂尔多斯"的每一期节目都力求贴近、深化医药卫生体制改革和医疗卫生中心工作，服务基层百姓，关注百姓心声，解决疑点难点，打造健康环境，巩固国家卫生城市，建设国际健康城市，构建和谐社会。节目以主持人在演播室出镜串联始终，并采取现场记者调查、采访报道和演播室专家评论的有机结合，具备以下三种声音：一是人物访谈：政策的声音；二是专家评论：权威的声音；三是公众群谈：公众的声音。

四　栏目构成

"健康鄂尔多斯"将观众的健康需求作为节目定位的首选目标，并通过多种形式来表现。节目设置的板块如下：

"卫生政务"：党风廉政、基层快讯、新闻调查、群众来访、项目情况、卫生文化、政策解读、医改动态、科研成果、人才交流、医技培训、高精设备、远程会诊等，为观众提供第一手的健康资讯服务，洞悉高端卫生新政，报道行业动态，及时发布最权威、最实用、观众最关注的讯息。

"健康快车"：包括卫生法制监督、食品安全、职业保健、医疗救援、献血常识、医药信箱。这是一档服务性板块，以群众最为关注的病患，邀请专家现场与患者及患者家属直接对话，指导对某一常见病患的预防、用药、治疗，让电视观众通过这一板块节目了解更多的疾病预防、治疗知识。

"创城风采"：包括爱国卫生、巩固创建国家卫生城市、建设国际健康城市、病媒生物防制等。

"健康养生"：此板块由爱卫、疾控、法监、妇幼、血站、医疗机构、健康体检等部门健康大讲堂讲师团专家讲授专业性、权威性的专题（包括名医名家、健康互动、健康相约）。

以上四个板块，有针对性地选择每期节目的主要内容。除此之外，"健康鄂尔多斯"还将策划一系列健康主题活动。

2014 年以来，经过栏目全体工作人员的积极努力，以及鄂尔多斯市卫生部门的大力配合，"健康鄂尔多斯"栏目从开播至今收视一路看涨。栏目进一步提高传播效率，增加与新媒体的融合，逐步完善微信、微博平台建设，将节目预告、现场进行时与栏目播出有机融合在一起。在内容的选择上，栏目会进一步贴近群众，与卫生部门合力送健康义诊进社区、进村社，走近最基层的群众。

第六节　鄂尔多斯"健康素养提升与监测"的实践

一　健康素养提升行动

为深入推进健康鄂尔多斯行动，助力健康鄂尔多斯建设，全面提高全民健康知识水平和提升全民健康素养。鄂尔多斯市坚持以习近平新时代中国特色社会主义思想为指导，深入贯彻落实党的十九大和十九届历次全会精神，认真落实习近平总书记关于卫生与健康工作的重要论述和视察内蒙古重要讲话精神。紧紧围绕以人民健康为中心，牢固树立"大卫生、大健康"理念，坚持预防为主、防治结合的原则，突出"四个转变"。根据党中央、国务院《"健康中国2030"规划纲要》《国务院关于实施健康中国行动的意见》（国发〔2019〕13号）《国务院办公厅关于印发健康中国行动组织实施和考核方案的通知》（国办发〔2019〕32号）和《国务院关于深入开展爱国卫生运动的意见》（国发〔2020〕15号）等文件精神，按照《内蒙古自治区人民政府关于印发健康内蒙古行动实施方案的通知》（内政发〔2019〕11号）和《鄂尔多斯市人民政府办公室关于印发健康鄂尔多斯行动实施方案的通知》（鄂府办发〔2020〕33号）有关要求，将健康融入所有政策，大力开展健康知识普及，倡导文明健康绿色环保生活方式，进一步提高人民健康水平，促进经济社会协调发展。

（一）实施目标

力争到2030年，全市居民健康生活方式广泛形成，卫生健康服务能力水平明显提升，重大慢性病、传染病、地方病得到有效防治和健康管理。人均预期寿命超过国家平均水平，居民健康素养水平达到35%以上，城乡居民达到《国民体质测定标准》合格以上的人数比例超过95%，经常参加体育锻炼人数比例达到50%以上，"两癌"筛查覆盖率100%，产前筛查率超过95%，各村（社区）、学校、企业、机关等心理咨询室建成率到90%以上，慢病健康管理率到75%以上，中医药蒙医药健康管理覆盖率超过80%，苏木乡镇和社区建成中医馆（蒙医馆）100%，中医药蒙医药科普知识知晓率超过95%，使每个家庭至少有一名健康专业技术或健康职业技能人员，最终实现人人懂养生，家家享健康的目标。

（二）健康教育与健康促进工作的实践

第一，加强舆情监测和研判，对网络舆情实行重点监测、预警，及时上报和应对处置。认真对待自治区和市委网信办反馈的舆情信息，定期检测网站、微信、微博等官方媒体的互动栏目，通过责任科室及相关单位办理。

第二，注重先进事迹宣传，正面引导，讲好卫生健康故事。全市卫生健康系统紧紧围绕深入宣传党中央重大决策部署，充分报道疾病防控、医药卫生体制改革、中医药（蒙医药）发展、人口老龄化、爱国卫生的措施成效，生动讲述新冠肺炎疫情防控一线医务人员的感人事迹，展现医疗队伍勇于担当、不畏艰难的精神风貌。同时，网站开设"卫生健康系统腐败和作风问题专项整治工作"专栏，畅通投诉举报途径，通过先进典型和优秀事迹教育引导医务人员塑造医术精湛、医德高尚、医风严谨的行业风范，共发布典型事迹 40 余篇，推荐市级主流媒体宣传典型事迹 20 余篇。推荐 5 名医护人员参加"自治区好医生好护士"评选，推荐 15 名副高以上职称医务人员加入自治区健康科普专家库。

第三，积极开展群众性宣传活动。利用传统节日及卫生健康重要节日开展形式多样的主题宣传系列活动，并开展建党 100 周年、健康知识普及行动、法治宣传、慢病宣传、世界无烟日、爱国卫生月及爱国卫生周宣传活动。

第四，深化健康知识普及行动。建立市级健康库、科普专家库及知识资源库，官网和官微开设"健康鄂尔多斯行动"专栏，力求创新、多方合作，在电视"健康鄂尔多斯"栏目的基础上，在官方网站分别下设"健康知识普及行动"网站、电台"健康鄂尔多斯"栏目、城市核心区楼宇广告合作播放"健康知识"、第三方媒体平台合作推送卫健信息，"健康鄂尔多斯官方"微信公众号关注度已达 270 万，全面深化健康知识普及行动。

第五，落实健康教育与健康促进"五进"活动。围绕爱国卫生月、健康促进月及爱国卫生宣传周等各类活动、节日节点等，依托健康促进与教育进社区、进家庭、进学校、进机关企事业单位、进嘎查村"五进"行动，通过义诊、发放宣传资料等形式，普及健康生活，优化健康服务，完善健康保障，建设健康环境，发展健康产业，提升公民全生命周期健康水平，使"保基本、强基层、促健康"这一理念深入人心，切实提升公众健康素养水平。"健康鄂尔多斯"每周专栏常年在鄂尔多斯电视台播出，截至目前已累计播出 437 期。

第六，持续开展"双创"活动。围绕"健康素养66条""健康鄂尔多斯""鼠疫防控""新冠肺炎防控"等主题，制作并印发各种主题宣传折页、健康拉力器、垃圾桶、电子健康日记本、海报、购物袋、公勺公筷等多种宣传品共计10万余份。2021年共投入362万元，创新宣传方式，集中打造电视、电台、楼宇广告、网络媒体、巡讲（报告会）等多方合作的宣传平台，圆满完成新冠肺炎、鼠疫疫情健康知识的宣传需求。

第七，加强健康教育阵地和机构队伍建设。着力打造健康宣传阵地，充分利用互联网、移动客户端等新媒体传播健康知识。与媒体合作开办健康类栏目，播放健康公益广告，加大公益宣传力度。每个旗区、苏木乡镇均建有健康知识宣传一条街、一面墙、一个宣传栏和健康步道，全市各旗区共打造健康主题公园18座。

二 居民健康素养监测工作

（一）监测对象

每年监测的目标人群为鄂尔多斯市所有旗区非集体居住的15—69周岁常住人口，不包括集体居住于军事基地、医院、监狱、养老院、宿舍等地点的居民。

常住人口是指过去12个月内在当地居住时间累计超过6个月的居民，不考虑是否具有当地户籍。

（二）监测范围

从2017年开始，每年对全市9个旗区进行监测。每年由自治区指定国家级监测点和自治区级监测点，其他旗区为市级监测点，按照有关标准和流程开展监测工作。

（三）抽样原则

第一，以城乡进行分层，考虑监测点和监测样本具有本辖区代表性。

第二，考虑可行性及经济有效性，采用PPS、简单随机抽样相结合的方法。

第三，考虑健康素养水平在家庭户中的聚集性，1个家庭户只调查1名符合条件的家庭成员。

（四）监测点数量

根据健康素养促进项目工作要求，所有旗区均为监测点。各旗区监测点名单见表 7 - 1。

表 7 - 1　　　　　　　　　各旗区监测点名单

盟市	旗县区	旗县区代码	级别
鄂尔多斯市	东胜区	042	国家级、自治区级或市级
	康巴什区	043	国家级、自治区级或市级
	达拉特旗	044	国家级、自治区级或市级
	准格尔旗	045	国家级、自治区级或市级
	鄂托克前旗	046	国家级、自治区级或市级
	鄂托克旗	047	国家级、自治区级或市级
	杭锦旗	048	国家级、自治区级或市级
	乌审旗	049	国家级、自治区级或市级
	伊金霍洛旗	050	国家级、自治区级或市级

（五）抽样方法

1. 样本分配

样本分配已综合考虑旗区内各街道/乡镇数量、调查时间、人力、财物等因素，在此基础上，尽可能使样本相对分散，以保证样本具有更好的代表性。采用分层多阶段随机抽样方法，每个旗区需调查人数按上级确定进行，农村和城市人口各占 50%。

2. 样本抽取

一是自治区、市级监测点。采用分层多阶段随机抽样方法，每个旗区在建成区抽取 1 个街道，街道再抽取 2 个居委会作为城市监测点，在农牧区中抽取 1 个乡镇，每乡镇再抽取 2 个行政嘎查村作为农村监测点。无农牧区的中心城区，则抽取 2 个街道，每街道再抽取 2 个居委会作为监测点，并进行列表（无须绘图）。每个居委会（村）抽取 100 个家庭户，每户抽取 1 名 15—69 周岁常住人口作为调查对象，每个居委会（村）内完成 75 份调查为止。二是国家级监测点。根据国家级监测方案，采用分层多阶段随机抽样方法，国家级监测旗区抽取 3 个街道（乡镇），每个街道（乡镇）抽取 2 个居委会（村），并进行绘图列表，然后每个居委会（村）抽取 55 个家庭户，每户抽取 1 名 15—69 周岁常住人口作为调查对象，每个居委会（村）内完成 40 份调查为止。

3. 抽样步骤

第一阶段抽样：被抽中旗区收集辖区内街道/乡镇名称及家庭户总数信息，报送至市健康教育所。市级使用 PPS 法随机抽取 1 个街道和 1 个乡镇作为监测点，自治区级监测点抽样结果返给旗区并报送自治区级，市级监测点抽样结果返给旗区。

第二阶段抽样：旗区收集被抽中街道/乡镇所辖的每个居委会（村）名称及家庭户总数信息，报送至市健康教育所。市级使用 PPS 法在抽中街道/乡镇随机抽取 2 个居委会（村）作为监测点，每个旗区抽取 4 个监测点。自治区级监测点抽样结果返给旗区并报送自治区级，市级监测点抽样结果返给旗区。无农村的大中城市中心城区，则市级使用 PPS 法随机抽取 4 个居委会作为监测点。

抽取居委会（村）之前，市级需要将家庭户数在 750 户以下的居委会（村）与相邻的居委会（村）进行合并，形成新的抽样单位。如合并后家庭户总数仍不满 750 户，则继续与相邻居委会（村）合并，直到所有抽样单位家庭户总数均在 750 户以上。

如果街道（乡镇）所辖居委会（村）人口规模较小，4—5 个居委会（村）合并仍达不到 750 户的，可将抽样单位户数降低至 500 户左右。

第三阶段抽样：旗区收集、获取被抽中居委会（村）的家庭户列表（无须绘图），报送至市健康教育所。市级在每个居委会（村）内随机抽取 100 个家庭户并分配 KISH 表代码，返给旗区，并报送至自治区级，市级监测点抽样结果返给旗区。

第四阶段抽样：调查员在每个抽中的家庭户内，收集家庭成员信息，按照 KISH 表方法随机抽取 15—69 周岁常住人口 1 人开展调查，直到该居委会（村）在抽取的 100 个家庭户内完成 75 份调查为止。抽样步骤见表 7－2。

表7-2 自治区、市级监测点抽样步骤

抽样阶段	样本分配	抽样方法	分工
第一阶段	旗区随机抽取 1 个街道和 1 个乡镇	PPS 法	旗区收集街道（乡镇）信息，市级完成抽样，自治区级结果返给旗区并报送自治区级，市级监测点抽样结果返给旗区。
第二阶段	每个街道/乡镇随机抽取 2 个居委会/村；无农村的中心城区随机抽取 4 个居委会。	PPS 法	旗区收集被抽中街道/乡镇所辖居委会（村）名称及家庭户总数信息，上报市级健康教育所，市级进行抽样，自治区级监测点抽样结果返给旗区并报送自治区级，市级监测点抽样结果返给旗区。
第三阶段	每个居委会（村）随机抽取 100 个家庭户。	简单随机抽样	旗区列表（无须绘图）报送至市级健康教育所，市级进行抽样并分配 KISH 表代码，结果返给旗区并报送自治区级，市级监测点抽样结果返给旗区。
第四阶段	每个家庭户随机抽取 15—69 周岁常住人口 1 人调查，每个居委会（村）在 100 个家庭户内完成 75 份调查。	KISH 表法	调查员根据家庭成员信息和 KISH 表代码，确定调查对象。

（六）现场调查

采用入户调查方式，问卷由调查对象自填完成，如调查对象不能独立完成填写，则采用面对面询问方式调查。

各监测点成立现场调查工作组，确定负责人、协调员、调查员、质控员及数据管理员，明确工作职责。通过收集抽样信息的过程与被调查对象建立联系，取得其同意和配合。准备调查所需用品，印刷调查方案和问卷，打印调查对象名单。

现场调查完成后，旗区、市和自治区级根据复核表对本辖区监测居委会（村）的数据进行复核。对复核通过的自治区级监测点由各旗区健康教育机构负责本地数据的第一遍录入，并将原始调查问卷及录入数据统一报送至市级健康教育所；对复核通过的市级监测点由各旗区健教育机构负责本地数据的双录入，并将录入数据统一报送至市级健康教育所。对复核没有通过的监测点要根据质控要求进行重新调查。市级健康教育所收集、整理自治区级监测点报送的数据，并进行数据二次录入，通过数据核对、整理后，将数据报送至自治区级。此外，市级需将辖区内每个国家级监测旗区的240份问卷和答题卡报送至自治区级。

（七）质量控制

1. 调查前质量控制

现场调查要严格遵循指定的抽样方法完成逐级抽样，直至抽取调查对象。

2. 调查阶段质量控制

严格按照监测实施方案开展现场调查。使用统一的调查问卷进行调查。原则上由调查对象根据自己的理解作答，自行完成调查问卷，调查员不作任何解释。调查对象如有读、写等困难，不能独立完成调查问卷，则由调查员来询问，根据调查对象的回答情况帮助填写选项。调查员不能使用诱导性或暗示性语言，如遇被调查人文化水平较低或存在语言障碍时，可作适当解释，但解释要忠于原意。调查员要当场核对问卷，质控人员对当天所有问卷进行复核，并填写质控记录。

旗区对辖区内的每个监测居委会（村）进行复核；市级对辖区内的旗区进行复核；自治区级对各盟市的监测点，随机抽取一个旗区进行复核。复核方法为：每个监测居委会（村）抽取5份调查问卷，采用《复核调查表》以现场复核和或电话复核的方式进行复核调查。监测点不合格问卷比例超过1份，则视为该监测点现场调查工作不合格，必须重新进行调查。

3. 数据处理分析阶段质量控制

市健康教育所及监测旗区首先采用《复核调查表》对各监测居委会（村）的调查质量进行复核，对复核没有通过的监测点要根据质控要求进行重新调查。市级健康教育所对数据进行一致性检验，使用数据分析软件对数据进行清理和逻辑校验，数据录入质量不达标的旗区需进行重新录入，对不合格问卷较多的旗区，市级需予以重点核查。自治区级对自治区级监测点数据进行汇总，使用数据分析软件对数据进行清理和逻辑校验，对不合格问卷予以剔除。对不合格问卷较多的盟市予以重点核查；市级健康教育所对其余 6 个旗区数据进行处理，对不合格问卷予以剔除。对不合格问卷较多的旗区予以重点核查，并负责将市级监测点数据使用 SPSS 软件进行分析并将结果返回给旗区。

（八）组织实施

1. 盟市级

市级卫生行政部门负责辖区内健康素养监测的组织实施和监督管理工作。市级健康教育所为旗区健康素养监测提供人员培训、抽样、督导、问卷复核、数据收集、审核、整理、分析、报送等技术支持工作，并为自治区级监测点数据进行第二次录入，配合卫生行政部门开展督导与检查。

2. 旗县区级

旗区卫生行政部门负责辖区内健康素养监测的组织实施和监督管理工作，按照监测实施方案和考核要求精心组织实施，加强监督管理，切实落实监测任务。旗区健康教育机构负责监测技术指导，承担本辖区监测工作的具体实施、收集整理、上报，对自治区级监测点数据的第一次录入、市级监测点数据的双录入，进行人员培训，配合卫生行政部门开展项目督导与检查。

通过对居民健康素养监测工作的开展，有效传播了健康知识，普及了健康防病技能，收到了良好的健康教育宣传效果，为引导居民转变健康理念，提升健康保健能力，发挥了积极作用。

下一步，鄂尔多斯市将不断总结健康素养监测与提升工程建设的实践经验，积极学习全国先进地区的创建成果，为建设"健康鄂尔多斯"奠定坚实的基础。

第七节　鄂尔多斯"城乡环境卫生整洁行动"的实践

为深入贯彻落实习近平总书记关于改善农村人居环境的重要指示精神，切实解决农牧民最关心、最现实、最迫切的村庄环境卫生难题。按照全国爱卫会《全国城乡环境卫生整洁行动方案（2015—2020 年)》和《内蒙古自治区城乡环境卫生整洁行动实施方案（2015—2020 年)》

相关要求，全面开展城乡环境卫生整洁行动。鄂尔多斯市制定了《鄂尔多斯市2019年城乡环境卫生整洁行动方案》，印发了《市爱卫办关于进一步加强我市今冬明春爱国卫生工作的通知》，全面开展环境卫生整治工作，提升病媒生物防制效果，提高人民群众防病意识。同时，全市启动了建设美丽乡村整治重点区域环境乱象百日攻坚行动，依据《鄂尔多斯市农村牧区人居环境综合治理条例》等相关法律法规，利用今冬明春农闲时间有针对性地对黄河沿岸村庄、城乡接合部、苏木乡镇镇区、道路交通沿线等重点区域进行集中整治、集中攻坚，使全市农村牧区环境明显改善，管理机制更加完善，总体呈现功能齐全、环境优美、特色明显的美丽乡村新景象。

2020年，针对北京新发地农产品批发市场爆发新冠肺炎疫情问题，根据鄂尔多斯市新冠肺炎疫情防控指挥部关于开展农贸市场专项整治工作的通知要求，6月30日至7月2日，鄂尔多斯市爱国卫生委员会联合鄂尔多斯市市场监督管理局、鄂尔多斯市农牧局等爱国卫生委员会成员单位，深入准格尔旗、达拉特旗、东胜区、康巴什区和杭锦旗开展农贸市场环境卫生专项督查。各旗区爱卫会成员单位全程陪同督导检查。

督查组一行通过实地走访、查阅资料等方式，先后深入准格尔旗万通市场、东华市场，达拉特旗四季青农贸市场、东城区农贸市场，东胜区万家惠农贸市场，康巴什区康北创业园农副产品交易大厅、星源农贸市场、蒙欣农贸批发市场和益民农贸市场，杭锦旗锦华市场，就市场环境卫生、病媒生物防制、从业人员从业规范及疫情常态化防控措施等方面开展督导检查，并就督查中发现的问题现场与相关负责人进行讨论和解决，对督查中不能立即解决的难点问题建立台账，纳入跟踪管理。在准格尔旗万通市场，督查组分别就垃圾收集设施、市场公厕卫生及下水道排污等问题进行指导；在达拉特旗东城区农贸市场和杭锦旗锦华市场，督查组要求对市场内外防蝇防鼠设施进一步加强管理，强化下水道、厕所及摊位内外等关键部位的病媒生物防制措施，消除鼠、蚊、蝇、蟑螂等病媒生物滋生环境；在康巴什区康北农副产品交易大厅，督查组分别就水产区设施设置、下水道排污等问题进行指导；在康巴什区星源农贸市场，督查组要求对熟食区、甜点区"三防"设施进一步加强管理。

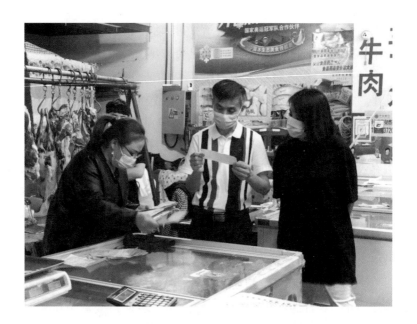

图7-8 鄂尔多斯市爱国卫生督导组实地走访市场（1）

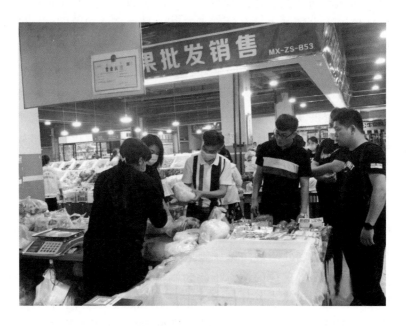

图7-9 鄂尔多斯市爱国卫生督导组实地走访市场（2）

在检查过程中，督查组多次强调，在当前市场疫情防控较为严峻的形势下，各农贸市场要对照自身存在的问题，紧紧围绕疫情防控要求，以"常态化、长效化"为目的，大力组织开展科学清洁、消毒通风和病媒生物防制等整治行动，全力补齐短板，打造整洁、卫生的生产生活环境，切实降低疫情通过市场交易等环节传播的风险，常态化抓好爱国卫生运动和疫情防控工作。

此外，鄂尔多斯市爱国卫生委员会还下发了关于开展爱国卫生运动暨城乡环境卫生整治行动的倡议书，动员全市人民在开展爱国卫生运动，改善城市环境中应做到以下几点。

党员带头树标杆。全市广大党员干部应发挥先锋模范作用，树立主人翁意识，以强烈的责任感参与本部门、本单位或所在嘎查村社区组织的义务劳动和爱国卫生运动，身体力行，用自己的行动带动身边的人，形成人人参与、个个出力的良好氛围。

大力开展环境整洁行动。全市各部门要对本单位办公场所及周边环境展开全面卫生整治，清理卫生死角，对公共设施定期检测，清理消毒。各旗区各单位要组织发动群众积极开展环境"大清扫、大消毒"活动，全面推进环境卫生综合整治。要加大对垃圾乱倒、污水乱泼、乱搭乱建、柴草杂物乱放、粪土乱堆、禽畜乱跑动植物清理整治，确保居住环境安全整洁卫生。农村牧区严禁乱丢乱弃病死动物，发现死猪、死羊、死牛等病死动物要及时上报当地政府或农牧等部门，按照专业部门要求，规范病死动物无害化处理。

切实提高自我防护意识。要牢固树立"自己是健康第一责任人"的理念，严格遵守疫情防控相关规定，做到戴口罩、勤洗手、多通风、不聚集、保持一米线、用公勺公筷、不随地吐痰、不乱扔垃圾、不食用野生动物、"光盘行动"等个人卫生习惯，践行"合理膳食、适量运动、戒烟限酒、心理平衡"等健康生活方式。出入公共场所时主动配合工作人员出示"健康码""行程码"，做好疫情防控措施，保持安全社交距离，减少接触公共区域座椅、门把手、扶梯、电梯按钮等易频繁接触部位，减少逗留时间。如有发热、咳嗽等症状，及时到旗内医疗机构发热门诊就医，并按要求进行管理。

全民动员除"四害"。老鼠等"四害"易传播病毒、细菌，各镇各部门要按照环境治理为主、药物消杀为辅的病媒生物综合防制原则，全面开展春季的病媒生物防制与消杀，消除鼠、蟑、蚊、蝇等病媒生物滋生环境，有效降低病媒生物密度。

全民参与爱国卫生运动。全市广大群众要积极响应号召，踊跃投身到爱国卫生运动和环境卫生综合整治行动中去，自觉增强卫生意识，主动履行维护环境卫生责任，对损害环境卫生的行为进行劝导和制止，共同维护城市容貌。

良好的卫生环境是一个地区文明和社会进步的重要标志，开展爱国卫生运动，改善城市环境，提高生活品质，是每个人应尽的职责和义务。全市人民的每一份努力，都会让这座城市更加美丽；每一份辛劳，都会为草原文明城增光添彩；每一份热情，都会让健康鄂尔多斯散发出更加耀眼的光芒。只有全市人民一同行动起来，从身边做起，从现在做起，才能为打造整洁亮丽、文明和谐的城市环境贡献力量。

第八节　鄂尔多斯"病媒生物防制"工作的实践

一　市级高度重视，积极开展相关工作

在锡林郭勒盟鼠疫疫情发生以后，市爱卫办高度重视，迅速召开了鼠疫防控工作推进会，印发了《关于进一步加强我市今冬明春爱国卫生工作的通知》，并向各旗区转发了《自治区关于开展全区鼠疫防控爱国卫生运动的通知》，全面开展病媒生物消杀及滋生地治理。会议要求，各科室根据职责分工全面开展防控工作。一是全面做好鼠疫防控宣传教育工作，及时将鼠疫防控教育宣传品下发各旗区，让广大农牧民、外来务工人员和全社会都知道鼠疫是可防、可控、可治的；二是根据财政下拨的鼠疫防控经费，全面开展城镇灭鼠灭蚤消杀工作；三是继续做好鼠疫疫情监测预警工作，严格执行 24 小时值班制度和"日报告""零报告"制度。鼠疫防控期间，严格按照鼠疫日报告制度及时向上级报送每日鼠疫防控工作开展情况，并对各旗区鼠疫疫情防控工作进行了全面深入督导。

2020年，按照《鄂尔多斯市鼠疫控制应急预案（2020年版）》的要求，由市卫生健康委主办，市疾控中心、鄂托克前旗卫生健康委承办的全市鼠疫防控应急培训和实战演练，在鄂托克前旗鼠疫监测与应急培训基地举办。此次演练有市疾控中心、鄂托克前旗疾控中心和鄂托克前旗人民医院等单位的50名卫生应急队员、5台专业车辆和2台无人机参加，以检验全市应对突发急性传染病应急响应能力和人间鼠疫疫情处置过程为主线，现场模拟发生人间肺鼠疫疫情，从病人发现、疫情报告、应急指挥、流行病学调查、实验室操作、应急处理到解除封锁进行全方位、全过程现场操作演练。培训演练结束后，针对全市鼠疫疫情形势，召开了鼠疫疫情会商研判会议，各旗区汇报了鼠疫防控工作中存在的问题和采取的相关措施。本次鼠疫防控培训演练和鼠疫疫情形势分析，使鄂尔多斯市全市鼠疫防治相关专业技术人员对目前鼠疫防控的重要性有了深刻的认识，掌握了鼠疫防控相关知识，进一步提升了鄂尔多斯市鼠疫防治专业技术人员的鼠疫防控应急处置能力。

同年，鄂尔多斯市鼠疫防控督导一组还来到伊金霍洛旗督导鼠疫防控工作。督导组先后深入伊金霍洛旗疾控中心、鄂尔多斯机场、伊金霍洛旗人民医院、平安社区等地进行实地考察，详细了解了伊金霍洛旗应急物资储备和鼠疫防控措施落实情况。督导组强调，在做好鼠疫常规监测的同时，也要着力保证大众基本知识宣传到位，鼠疫可防可治，需要引起重视，但无须过度恐慌。

在各旗县开展病媒防制工作后，鄂尔多斯市爱国卫生运动委员会也在伊金霍洛旗西山佳苑小区举办了第4个"世界害虫日"主题宣传活动，有近300人参加本次活动。

工作人员通过悬挂宣传横幅、发放病媒生物防制宣传折页及各类健康教育宣传品等方式，向居民介绍"世界害虫日"的来历、各类害虫尤其是老鼠对生产生活造成的危害，使大家进一步了解鼠、蚊、蝇、蟑等病媒生物的危害及防制方法，有效控制有害生物，保障居民饮食健康，切实增强居民病媒生物防制的能力。活动共发放各类宣传教育资料和物品2000余份，宣传成效显著，达到了预期的效果。此次宣传活动，有效提高了社区居民对有害生物防制的知晓率，广泛普及了科学防制知识，通过工作人员结合日常生活实际，向居民讲授有害生物防制知识，使人们防虫意识和防虫知识知晓率进一步提高，普及了病媒生物防制知识，掌握科学防制方法，传播科学防制理念。

二 充分发动各旗区、单位、社区和街道

坚持广泛参与，科学除害，积极动员和发动干部群众开展除"四害"活动。注重对公共场所、饮食行业、下水道、居民区等重点部位的灭鼠除虫，并根据病媒生物的消长和季节变化，适时开展定期消杀活动，有效降低了"四害"密度。

在杭锦旗举办了第3个"世界害虫日"宣传活动，向群众发放了病媒生物防制、健康素养等各类宣传资料和宣传品，并为群众普及了健康素养和"四害"相关知识。

乌审旗为进一步降低病媒生物密度，继续探索科学有效的病媒生物防制方式，在镇区范围内免费发放鼠、蟑药饵2500余份，对镇区公厕、化粪池、垃圾点实行全方位消杀工作，彻底清除蚊虫滋生地。各苏木镇、各单位加强对病媒生物防制工作的领导，杜绝了农村牧区病媒生物疾病的发生与传播，加强病媒生物防制工作，有效降低病媒生物密度，切实减少病媒传染病的发生和流行，不断巩固病媒生物防制成果。

鄂托克前旗严格落实病媒生物防制工作。一是进一步巩固鼠疫防控期间病媒生物防制成果，旗卫生健康委积极协调各镇及相关单位开展病媒生物防制工作，其间累计为敖镇辖区内社区、企事业单位、物业单位发放鼠药25余公斤、粘鼠板30余个，设毒饵站400余个；二是加强村庄、社区、车站、商超、医院、农贸市场等重点区域和城区主次干道喷洒消毒工作，单元门门把手、防火门门把手、门禁开关、公共通道扶手、电梯及其按钮等所有高频接触的重点部位加大消毒频次；三是对公厕、垃圾转运站等环卫设施以及环卫作业车辆进行每日三次的消杀工作，在人流量大的城区街道投放有害垃圾处置桶。

伊金霍洛旗的札萨克镇开展病媒防制，安装消除"四害"设施器材。建立健全病媒生物防制工作组织网络，按照国家有关标准，规范完善了防鼠设施，健全防蝇措施，统一防杀蚊蝇、蟑螂。制定了除"四害"工作方案，并下发相关药品、器械，指导各村、各单位"四害"消杀工作开展。积极动员和发动广大居民参与到秋季集中灭鼠和消杀蚊蝇活动中，有效降低"四害"密度。札萨克镇于2021年10月20日至2021年11月10日开展集中灭鼠、灭蟑消杀行动，为各嘎查村社区累计发放0.01%溴敌隆饵粒（10箱）400袋、0.005%溴敌隆毒饵（15箱）1500袋、2.5%杀蟑饵剂（5箱）2500袋、粘鼠板1000张、灭鼠毒饵盒（塑料）100个，发放灭鼠宣传单5000张。深入开展秋季爱国卫生运动，切实以秋冬季防控传染病为工作目标，积极协助和配合嘎查村、社区集中开展消杀活动；定期召开环境治理工作会议，通过组织宣传人员、悬挂宣传标语、发放宣传资料、发公众号、微信群等进行宣传得到了良好的效果。

三　环境治理为主、化学防制为辅

按照"环境治理为主、化学防制为辅"的综合防制方针，开展以科学合理用药，坚持专业队伍与群防群控相结合的病媒生物防制工作。城区病媒生物防制工作基本做到全覆盖、无缝隙。2019年鄂尔多斯市及各旗区爱卫办列入财政资金260万元，专项用于开展城镇灭鼠灭蚤消杀工作，其中市财政拨付30万元，而这一年，鄂尔多斯市康巴什区也荣获了"国家生态文明建设示范区"的称号。

四　组织参加各类病媒生物防制知识培训班

对各单位的病媒生物专、兼职人员和社区负责人等各类人群进行现场培训和指导，使大家掌握了病媒生物防制工作基础知识、方法和注意事项，为有效开展病媒生物防制工作奠定了良好基础。鄂尔多斯市于年底举办了全市病媒生物防制知识培训会，各旗区爱卫办负责人，康巴什区和伊金霍洛旗各街道办、社区、交通、文旅、住建、教育、农牧业、林业、医院、学校、车站、机场，各住宅小区物业、各农贸市场、各大中型酒店负责人，以及相关食品生产、加工、流通行业的业主及"五小行业"业主代表共计300人参加了培训。邀请国家爱国卫生专家库专家、鄂尔多斯市健康城市专家委员会专家、东胜区政府副调研员白二锁，以集中授课的方式，从鼠疫的防控、病媒生物防制基本知识以及如何组织开展病媒生物防制三个方面展开，生动细致地讲述了鼠、蚤的危害及带来的传染病，围绕鼠疫传染源、传播途径及易感染人群等，详细解读了鼠、蚤的生活习性及科学有效的防制措施，并且结合当前鼠疫疫情，就鼠疫的基本知识，人感染鼠疫疫情可防、可控、可治等进行了具体讲解。

当前鼠疫疫情，各级各部门应提高思想认识，精心组织开展今冬明春病媒生物消杀活动，要迅速开展城乡环境卫生综合整治，全面开展病媒生物滋生地治理，要切实加大宣传引导力度，进一步强化督导检查工作，切实提升病媒生物防制工作效果，形成全社会齐抓共管、全民参与的良好社会局面。

第八章 鄂尔多斯"控烟履约"工作的实践与探索

第一节 鄂尔多斯市直部门"控烟履约"工作的实践与探索

　　鄂尔多斯市的"控烟履约"工作起步较早。每一阶段认真贯彻落实党中央精神，切实做好控烟工作，为人民群众营造健康生活环境提供保障。

　　2011 年为积极营造清洁健康的工作环境，保护工作人员及来访者、患者免受烟草烟雾危害，为各地控烟工作起到积极的表率作用，依据《关于 2011 年起全国医疗卫生系统全面禁烟的决定》和《无烟医疗卫生机构标准（试行)》等文件规定，结合鄂尔多斯市医疗卫生机构实际，制定《鄂尔多斯市无烟医疗卫生机构管理规定》。2018 年按照世界卫生组织《烟草控制框架公约》和《中共中央办公厅、国务院办公厅关于领导干部带头在公共场所禁烟有关事项的通知》（厅字〔2013〕19号）有关要求，以及鄂尔多斯市人民政府办公厅《关于进一步加强控烟履约工作的通知》（鄂府办发〔2018〕40 号）精神，结合卫生计生工作总体目标要求，切实巩固控烟成果，建立长效机制，全面加强鄂尔多斯市卫生计生系统控烟工作。2019 年无烟环境建设、提供戒烟服务、开展控烟宣传是世界卫生组织推荐的 MPOWER 系列政策中有效的控烟策略内容。根据《国务院关于实施健康中国行动的意见》（国发〔2019〕13 号）及《鄂尔多斯市人民政府办公厅关于进一步加强控烟履约工作的通知》（鄂府办发〔2018〕40 号）文件精神，特开展无烟政府机关创建，引领全社会推进无烟环境建设。结合 2019 年全市重点控烟工作要求，全年定时向各单位主要领导发送控烟宣传短信；制作了《吸烟有害健康》禁烟宣传片，并在全市重点位置的楼宇广告屏上循环播放。

2020 年 5 月，鄂尔多斯市爱国卫生运动委员会在鄂尔多斯市康巴什区神华康城 E 区广场举办第 33 个"世界无烟日"主题宣传活动，市、区两级爱卫办及康巴什区部分爱卫会成员单位、街道办事处干部职工和市民群众近 300 人参加本次活动。本次"世界无烟日"活动以"保护青少年远离传统烟草产品和电子烟"为主题，旨在呼吁社会和成年人为青少年创建更好的无烟环境，通过自觉控烟行为，带动更多的青少年关爱自己的生命，远离传统烟草产品和电子烟，成为健康的第一责任人。活动现场，通过摆放宣传品、悬挂横幅、发放宣传单、设置义诊台等方式，积极为现场群众宣传烟草对身体的危害，尤其是对青少年健康的影响，呼吁人们关注身边"二手烟"带来的"大危害"，科学引导青少年树立拒绝传统烟草产品和电子烟的健康理念，现场免费为群众开展血压测量和健康咨询。本次活动共发放各类宣传教育资料和物品 3000 余份，宣传成效显著，达到了预期的效果。

同年 12 月，鄂尔多斯市爱国卫生运动委员会特别邀请健康鄂尔多斯市大讲堂讲师李大旭教授在市场监督管理局开展了题目为"健康中国，远离烟草"的专题培训讲座。培训会上，李教授从无烟日的由来、控烟新形势、创建无烟单位三部分图文并茂地给与会单位职工讲述了吸烟的危害以及创建全面无烟单位的意义和要求、戒烟的基本方法等。通过培训，使大家对控烟知识有了进一步的了解，在工作中、生活中认真履行各项控烟工作职责，积极宣传规范劝导，让更多的人了解吸烟的危害。

2021 年，为倡导健康生活方式打造高质量生活环境，巩固国家卫生城市创建成果，深入推进鄂尔多斯市控烟工作开展，鄂尔多斯市爱国卫生运动委员会通过举办控烟专项行动暨第 34 个"世界无烟日"宣传活动、开展吸烟危害健康知识讲座、开启 21 天戒烟打卡计划等活动提高市民健康意识，为全市戒烟工作起到更好效果，并对无烟党政机关、无烟企事业单位进行验收、检查、指导工作。7月份，鄂尔多斯市爱国卫生运动委员会联合鄂尔多斯市卫生健康综合行政执法支队对市政务服务中心的控烟工作进行督导检查。督导组就做好控烟宣传、强化部门职责、落实控烟工作等方面提出了意见和建议，一是成立控烟领导小组，制度上墙，责任到人；二是在大厅、卫生间及楼道等所有醒目位置悬挂禁止吸烟标识；三是增设健康教育宣传栏，加强控烟宣传；四是物业和大厅工作人员佩戴控烟监督员袖标，及时劝阻吸烟人员；五是设立室外吸烟区，引导吸烟者到吸烟区吸烟。与此同时，鄂尔多斯市爱国卫生运动委员会还邀请国内专家对鄂尔多斯各党政机关事业单位进行了控烟暗访调查。通过暗访加图像取证的检查方式形成数据分析，了解全市党政机关事业单位无烟环境创建情况及工作实施进展，为后续评估和监督工作起到积极的推动作用。

同年8月，鄂尔多斯市爱国卫生运动委员会为加强社会各界监督，保障鄂尔多斯市无烟党政机关、企事业单位创建工作质量，根据常态化监督管理和暗访调查的数据结果，对拟命名市级无烟党政机关、企事业单位名单进行全网公示。拟命名的鄂尔多斯市无烟党政机关45家，无烟事业单位111家，无烟企业10家。12月份，鄂尔多斯市爱国卫生运动委员会以线上视频方式参与了"健康中国行动控烟行动进展交流暨2021年度中国烟草控制大众传播活动总结会"。

截至目前，鄂尔多斯市创建示范无烟机关企事业单位共1051家，建成率达76.7%，形成了全民参与控烟的良好氛围，为全市控烟行动、全面推动健康鄂尔多斯建设奠定了良好的基础。

控烟工作是文明城市和卫生城市复审的重要指标，鄂尔多斯市爱国卫生运动委员会也将继续贯彻落实党中央要求，贯彻落实本次会议精神，继续全面落实鄂尔多斯市控烟各项措施。积极开展鄂尔多斯市控烟宣传教育，提高公众对烟草危害的正确认识。严格要求鄂尔多斯市各级领导干部主动发挥带头表率作用，为"健康中国　无烟中国"贡献鄂尔多斯力量。

第二节 鄂尔多斯市各旗区"控烟履约" 工作的实践与探索

鄂尔多斯市各旗区均以"世界无烟日"为契机,结合控烟履约工作新形势,因地制宜地开展控烟宣传和健康教育活动,有效提升了全市居民禁烟戒烟工作知晓率。

一 杭锦旗:举办第 32 个"世界无烟日"宣传活动

本次宣传活动有鄂尔多斯市、杭锦旗两级爱卫会成员单位,旗街道办事处干部职工和市民群众近 300 人参加,活动现场向群众发放了控烟、病媒生物防制、健康素养等各类宣传资料及控油瓶、控盐勺、环保袋等各类健康教育宣传品 3000 余份。

二 达拉特旗:部门联动,持续开展控烟履约工作

达拉特旗各单位积极举办以控烟为主题的健康教育宣传活动,不断加大吸烟有害健康知识的宣传,不断提高公众对烟草产品的认识,有效降低了吸烟率,改变了公众"以烟为礼"的风气。成立了控烟工作领导小组,并印发了《达拉特旗关于进一步加强医疗卫生单位全面禁烟的通知》和《达拉特旗关于进一步加强全旗公共场所和工作场所禁止吸烟的通知》,加强对各医疗卫生机构、学校、单位等公共场所的控烟管理,不定期检查贯彻落实情况,及时做好疏导工作,保证了控烟工作有序高质开展。

三 伊金霍洛旗:积极开展控烟行动

伊金霍洛旗爱卫办组织开展"世界无烟日"系列活动,在学校开展班会宣传、控烟手抄报、远离烟草危害等活动。同时,与相关部门协调开展创建无烟公共场所、无烟单位活动,提高公众对烟草危害的正确认识,促进不吸烟、不敬烟、不劝烟风气的形成。结合爱国卫生宣传周,开展了"科学防疫有我,爱卫健康同行"活动。伊金霍洛旗卫健

委协同纳林陶亥镇爱卫办、环保站、卫生院等相关部门负责同志和志愿者参加活动，并在活动现场，设立爱国卫生月宣传咨询服务站，悬挂宣传标语横幅，组织卫生技术人员为群众免费测量血压，开展便民健康服务。据统计，本次活动共发放各类宣传资料 300 余份，健康宣传品 300 余份，解答群众咨询 50 余人次，得到了群众广泛好评。

四　准格尔旗：积极开展控烟行动

在公共场所和公共交通工具设置禁止吸烟警语和标识，结合无烟日宣传活动，在车站、商场、超市等重点区域发放禁烟宣传单、宣传画等，有针对性地开展了烟草危害健康普及活动。同时，开展无烟卫生健康机构、无烟党政机构、无烟学校、无烟企业等活动，开展无烟单位建设覆盖率达 100%。准格尔旗卫健和教体系统单位全部建成了无烟医疗卫生单位和无烟学校。准格尔旗 4 家公立医院均开设短期戒烟门诊，针对戒烟者开展行为干预，降低了 15 岁以上成年人吸烟率。

五　鄂托克旗：进一步做好控烟的干预工作

为深入贯彻《国务院关于实施健康中国行动的意见》，进一步推进《"健康内蒙古 2030"实施方案》和《健康鄂托克行动（2020—2030年）》控烟行动的实施，印发了《2021 年鄂托克旗控烟干预工作方案的通知》（〔2021〕6 号）和《关于组织开展无烟单位创建活动的通知》（〔2021〕11 号）等文件，在全旗范围内继续开展控烟健康教育宣传活动，让群众充分认识吸烟的危害和控烟的意义，严格执行控烟规定，办公室、公共场所禁烟、控烟意识增强。为确保鄂托克旗控烟活动正常开展和顺利进行，鄂托克旗爱卫办成立了控烟领导小组，制定方案、组织实施，进一步完善控烟制度，并责成不定期的巡查、检查，全面负责控烟行动专项工作。充分利用微信、广播、义诊、鄂托克发布会发放控烟倡议书等多种形式宣传控烟健康教育。各苏木镇、机关、社区、医院、学校在"爱国卫生月""世界无烟日"开展了抽烟有害健康的宣传活动 10 次，发放宣传资料 11230 余份，通过宣传活动使群众、干部对吸烟的危害有了更深的认识。

　　为了增强控烟工作效果，鄂托克旗在三家公立医院戒烟门诊成立了首诊询问抽烟史制度，询问服务对象或门诊患者是不是抽烟、抽烟烟龄、每日抽烟量等情形，并向其发放控烟处方、控烟宣传材料，为抽烟者提供控烟宣传和戒烟咨询指导，同时做好戒烟指导记录工作。通过在戒烟门诊开展实施首诊询问抽烟史制度工作，不仅提高了医院医务人员控烟的知识水平和工作能力，而且增强了控烟宣传工作力度，扩大了控烟宣传范围，增强了控烟工作取得的效果。创建2021年无烟机关、企事业单位，严格按照考核标准进行考核验收，年底命名"全旗无烟单位"50个。

附　表

鄂尔多斯健康城市建设的重要文件汇编

序号	政策法规名称	年度
	第二篇　第四章	
1	关于创建国际健康城市的决定	2012
2	关于转发鄂尔多斯市创建国际健康城市工作方案的通知	2012
3	鄂尔多斯市健康城市建设工作计划（2017—2020 年）	2017
4	"健康鄂尔多斯 2030"实施方案	2018
5	健康鄂尔多斯行动实施方案	2020
	第二篇　第五章	
6	社区、机关、学校、医院、家庭等健康细胞和健康乡镇、健康县区建设规范	2022
7	关于进一步加强控烟履约工作的通知	2018
8	鄂尔多斯市控烟行动工作方案	2020
9	关于加强无烟单位建设工作的通知	2020
10	2015 年鄂尔多斯市健康促进医院项目工作方案	2015
11	鄂尔多斯市适龄女性"两癌"防治项目实施方案	2020
12	鄂尔多斯市"两癌"防治项目技术指导方案（2021—2025 年）的通知	2021
	第二篇　第六章	
13	关于开展创建国家卫生城市工作的决定	2005

序号	政策法规名称	年度
14	鄂尔多斯市创建国家卫生城市实施方案	2005
15	鄂尔多斯市爱国卫生"2006—2010"发展规划	2005
16	鄂尔多斯市创建国家卫生城市工作细则	2008
17	鄂尔多斯市爱国卫生管理办法	2008
18	健康鄂尔多斯行动计划	2008
19	建立健全国家卫生城市长效管理机制的意见	2013
20	鄂尔多斯市健康鄂尔多斯基础工程建设方案	2015
21	鄂尔多斯市健康服务业"十三五"发展规划	2016
22	鄂尔多斯市2019年城乡环境卫生整洁行动方案	2019
23	鄂尔多斯市爱卫办关于进一步加强我市今冬明春爱国卫生工作的通知	2019
24	鄂尔多斯市鼠疫控制应急预案（2020年版）	2020

第二篇　第八章

25	鄂尔多斯市无烟医疗卫生机构管理规定	2011
26	鄂尔多斯市人民政府办公厅关于进一步加强控烟履约工作的通知	2018